DE CERTAINES MANIFESTATIONS MORBIDES

SURVENUES

PENDANT LE RHUMATISME

ET EN PARTICULIER DE LA

PLEURÉSIE RHUMATISMALE

PAR

Le Docteur V. SEUX Fils

Professeur à l'École de médecine de Marseille, Médecin-adjoint des hôpitaux,
Ancien Secrétaire-général de la Société de Médecine.

PARIS
LIBRAIRIE J.-B. BAILLIÈRE ET FILS
19, rue Hautefeuille, près le boulevard Saint-Germain.

—

1878.

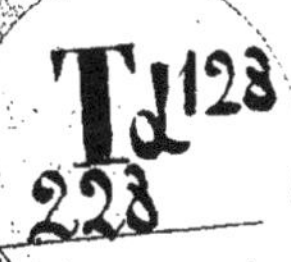

DE CERTAINES MANIFESTATIONS MORBIDES

SURVENUES PENDANT LE RHUMATISME

ET EN PARTICULIER DE LA

PLEURÉSIE RHUMATISMALE

DU MÊME AUTEUR :

QUELQUES CONSIDÉRATIONS POUVANT SERVIR A L'ÉTUDE DES MALADIES DE LA PROTUBÉRANCE ANNULAIRE. — Marseille, 1866.

DES CIRCONSTANCES QUI PEUVENT AVANCER OU RETARDER, APRÈS L'ACCOUCHEMENT, L'ÉPOQUE DE LA RÉAPPARITION DU FLUX MENSTRUEL. — Marseille, 1868.

DU POSITIVISME DANS LA SCIENCE. — Marseille, 1872.

LETTRE A M. LE Dr SALES-GIRONS, rédacteur en chef de la *Revue médicale*, SUR L'ORGANISATION DE LA MATIÈRE ET SUR LA MALADIE. — Marseille, 1872.

CE QU'ON DOIT ET CE QU'ON PEUT. — Paris 1875 ; Douniol.

DE LA SCIENCE DANS L'ART. — Marseille, 1875.

MARSEILLE — TYP. ET LITH. BARLATIER-FEISSAT PÈRE ET FILS

DE

CERTAINES MANIFESTATIONS MORBIDES

SURVENUES

PENDANT LE RHUMATISME

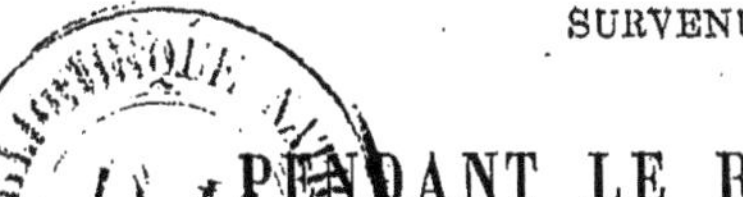

ET EN PARTICULIER DE LA

PLEURÉSIE RHUMATISMALE

PAR

Le Docteur V. SEUX Fils

Professeur à l'École de médecine de Marseille, Médecin-adjoint des hôpitaux,
Ancien Secrétaire-général de la Société de Médecine.

PARIS
LIBRAIRIE J.-B. BAILLIÈRE ET FILS
19, rue Hautefeuille, près le boulevard Saint-Germain.

1878.

DE CERTAINES MANIFESTATIONS MORBIDES

SURVENUES PENDANT LE RHUMATISME

ET EN PARTICULIER DE LA

PLEURÉSIE RHUMATISMALE

On a beaucoup écrit sur la nature du rhumatisme. Inflammation franche pour les uns, inflammation spécifique pour les autres, le rhumatisme est constitué, pour quelques auteurs, par une sorte « d'effort hémorrhagique » produisant sur les articulations, les muscles, le tissu fibreux, les séreuses, parfois même les parenchymes, des fluxions plus ou moins considérables. Pour d'autres encore, le rhumatisme est une affection constitutionnelle, différente par sa nature et sa marche du mouvement fluxionnaire général dont il vient d'être question. Ce dernier pourrait, en effet, être assimilé aux poussées congestives produites sous l'influence de troubles profonds de l'innervation, telles que les fluxions survenant dans la chlorose, le scorbut, les cachexies diverses, tandis que, dans la pensée des auteurs qui donnent au rhumatisme une origine plus profonde, plus intimément liée aux conditions idiosyncrasiques de l'individu, cette maladie serait une véritable diathèse, au même titre que la tuberculose, la scrofule, le cancer. Sous l'influence de cette idée, quelques pathologistes ont placé le rhumatisme, à côté des affections que nous venons de désigner, dans la classe des *maladies générales et constitutionnelles.*

Cette manière de voir nous paraît plus philosophique que celle de Niemeyer. Cet auteur fait figurer le rhumatisme parmi les maladies des organes locomoteurs. A la rigueur, on comprend ce classement puisque le siége principal de cette affection porte sur les articulations, les muscles et les portions tendineuses. Mais pour une maladie aussi étrange que le rhumatisme, le *siége* n'est pas tout; la *nature* de l'affection a une grande importance, et elle devrait être indiquée par la classe même dans laquelle la maladie est rangée. C'est ce que Niemeyer n'a pas fait pour le rhumatisme. La place qu'il lui a assignée dans le classement pathologique ne donne aucune idée de *l'espèce* et du *genre* de cette maladie. Bien des causes peuvent entraver l'action motrice sur les organes du mouvement: fractures articulaires, rupture des tendons ou des muscles, congestion, inflammations diverses, atrophie, dégénérescences, etc..., voilà tout autant de genres morbides. Nous nous demandons pourquoi le savant professeur de Tubingue n'a pas désigné celui auquel appartient le rhumatisme et — ce premier point établi, — l'*espèce* à laquelle peut se rattacher le *genre.*

M. Jaccoud, imitateur souvent trop convaincu des Allemands, range comme eux le rhumatisme parmi les maladies des organes locomoteurs. Mais, pour lui, le rhumatisme ne cesse pas d'être, *par sa cause*, une maladie générale et constitutionnelle, liée à une altération du sang et pouvant se transmettre par l'hérédité. C'est, en un mot, une diathèse, une dyscrasie, et la caractéristique de cette dernière, par conséquent le fait constitutif de *l'espèce*, paraît être *l'excès d'acide urique.* Ce n'est donc que par son siége le plus habituel que le rhumatisme appartient à l'appareil locomoteur. Il se passe, pour cette maladie, dit M. Jaccoud, quelque chose d'analogue à ce que nous voyons dans la tuberculose pulmonaire; affection constitutionnelle par sa cause, cette dernière est, par son expression clinique, une maladie de l'appareil respiratoire. Cliniquement, ajoute le jeune et savant professeur de Paris, le rhumatisme est caractérisé par la fluxion, ou *l'inflammation,* des divers tissus qui entrent dans la composition de l'appareil locomoteur.

Il semble donc bien établi que le rhumatisme est une maladie constitutionnelle à processus inflammatoire; *espèce*, diathèse urique; *genre*, inflammation. L'idée de rattacher le rhumatisme à la diathèse urique prend d'ailleurs une force nouvelle dans la considération de ce fait bien connu, à savoir: la coïncidence fréquente de l'affection articulaire avec les manifestations herpétiques d'une part, la gravelle et la néphrite de l'autre.

Le *genre* morbide qui caractérise le rhumatisme étant sous la dépendance d'une diathèse, il nous semble tout à fait illogique de localiser l'affection sur l'appareil locomoteur, car une maladie constitutionnelle se résoudra difficilement à n'occuper que certains organes et à ne pas généraliser sur toute la masse du corps l'influence morbide due à un état particulier du sang. Nous voyons, en effet, le rhumatisme se porter assez volontiers sur les muqueuses, les séreuses, les viscères eux-mêmes. L'origine rhumatismale de ces dernières manifestations peut n'être pas matériellement et absolument prouvée, nous le reconnaissons; mais il est du moins deux faits cliniques que personne ne songe à nier : la coïncidence, avec le rhumatisme, de lésions portant sur les muqueuses, les séreuses ou les viscères; et (ce qui est encore plus frappant), l'alternance de ces diverses lésions avec l'affection rhumatismale.

Ces deux faits suffisent pour que la nature arthritique de ces manifestations soit moralement établie, et dès lors, ranger le rhumatisme parmi les maladies de l'appareil locomoteur, nous semble resserrer la question sur un terrain trop limité. Pour agir ainsi, il faudrait se résoudre à dire, avec quelques auteurs, que les accidents présentés par le rhumatisme articulaire aigu du côté des séreuses et des parenchymes sont de véritables *complications*, non des manifestations de nature rhumatismale. Ces auteurs vont plus loin; ils nient à peu près toute relation entre les lésions viscérales et le rhumatisme; ils consentent à l'établir uniquement lorsque la coïncidence — ou l'alternance — est évidente ; et, dans ce cas, il est bien entendu qu'ils admettent une simple *relation*, rien de plus ; il ne s'agit pas pour eux d'une *assimilation* ; ils sont à mille lieues de croire à une fusion complète — au point de vue de l'origine spécifique — entre le rhumatisme et les manifestations viscérales. Les phénomènes douloureux et inflammatoires, disent-ils, peuvent se produire sur les viscères comme sur les articulations. Le *genre* morbide (*inflammation*), développé ou non sous l'influence du froid, reste le même dans les deux cas, mais l'*espèce* (diathèse) n'intervient que dans le deuxième.

En partant de ce principe, en refusant aux manifestations viscérales tout caractère rhumatismal, il est bien évident qu'on a le droit de localiser le rhumatisme sur l'appareil locomoteur, mais il nous semble qu'on ne peut agir ainsi qu'en ne tenant aucun compte des faits cliniques, et nous ne voyons pas pourquoi l'on refuserait au rhumatisme — du moment où la nature diathésique de ce dernier est suffisamment établie — ce que l'on accorde à la tuberculose ou à la diathèse syphilitique.

Sans doute, il ne faudrait pas tomber dans une erreur opposée a celle que nous semblent commettre les auteurs dont nous venons de parler. Ceux-ci considèrent comme de simples maladies *a frigore* les inflammations viscérales survenues dans le cours d'un rhumatisme. Ils tendent à supprimer le rhumatisme viscéral. Gardons-nous, pour notre part, de faire intervenir ce dernier partout et de ranger sous la dénomination générale de « rhumatisme » toutes les douleurs, toutes les inflammations, tous les mouvements congestifs produits par le froid. Ce serait là une étrange erreur. Les affections dites *a frigore* n'entraînent avec elles aucun caractère spécifique. Le froid développe un genre morbide qui est le plus ordinairement l'inflammation ; il fait naître ainsi une pneumonie, une pleurésie, une péritonite, une arthrite, etc. Mais le rhumatisme ne peut se produire que si à la cause amenant le *genre* vient s'ajouter la prédisposition — soit héréditaire, soit acquise — d'où résulte l'influence de *l'espèce*. L'action de cette dernière est si puissante que dans certains cas elle peut se passer de la cause « froid. » On voit, en effet, bon nombre de rhumatisants chez lesquels l'affection articulaire survient sans que l'on puisse noter chez eux la plus petite imprudence ou le moindre refroidissement.

Il nous paraît assez logique d'admettre que les mêmes effets sont produits par des influences identiques. Si donc nous constatons chez un rhumatisant *soumis au froid* — en même temps que la fluxion articulaire — l'existence d'une pneumonie, d'une pleurésie où d'une endocardite, n'est-il pas tout naturel d'admettre que le froid, *uni à la prédisposition*, a agi sur les articulations comme sur le poumon, la plèvre ou l'endocarde, et que ces derniers organes sont le siége d'une poussée rhumatismale?

Mais il y a plus. Si un individu, ayant eu précédemment des rhumatismes, est atteint d'une des affections inflammatoires sus-désignées que le froid produit d'ordinaire; *si, dans le cas supposé, cette dernière cause ne peut être reconnue, l'indididu n'ayant été soumis ni au froid ni à l'humidité*, nous pourrons être portés à admettre cependant que le rhumatisme joue le principal rôle et que l'affection viscérale reconnaît pour cause l'influence diathésique existant *à l'état latent* chez le sujet. La pneumonie, la pleurésie, la péricardite seraient alors des affections rhumatismales. Notons que dans le cas que nous avons supposé, il n'y aurait eu aucune manifestation articulaire. Nous sommes donc bien loin de Niemeyer et des auteurs qui ne consentent, comme lui, à admettre une certaine relation de cause à effet entre le rhumatisme et les affections viscérales (relation, dans leur pensée, bien vague d'ailleurs) que si la coïncidence — ou l'alternance — de l'affection articulaire avec les manifestations organiques est bien et dûment observée.

Il est facile, d'après ce qui précède, de voir que, pour nous, les affections inflammatoires fixées sur les séreuses ou les viscères chez le rhumatisant sont de nature franchement rhumatismale. C'est en nous plaçant sur ce terrain, que nous présenterons quelques réflexions sur certaines de ces manifestations, et en particulier sur la pleurésie.

I

Nous croyons inutile d'insister sur la question, si connue, de la fréquence de l'endo-péricardite dans le rhumatisme articulaire. C'est là évidemment la grande complication de cette maladie ; grande par la fréquence, grande par le danger sérieux qu'elle fait courir au malade, grande aussi par les désordres matériels et le plus souvent incurables qu'elle laisse après elle.

Mais l'endo-péricardite n'est pas la seule manifestation extra-articulaire du rhumatisme. La pleurésie, la pneumonie, la méningite, s'observent assez souvent. Il n'en est pas de même de la péritonite ; et nous ne saurions, à ce propos, partager l'opinion de M. Jaccoud. Après avoir parlé de l'endocardite rhumatismale, cet auteur s'exprime en ces termes : « Les « autres complications sont beaucoup plus rares ; parmi elles « la *pleurésie* est la plus commune, la *péritonite* est déjà moins « fréquente; la *pneumonie* l'est encore moins, enfin la *ménin-* « *gite* cérébrale ou spinale est exceptionnelle. »

D'accord avec M. Jaccoud sur la fréquence relative de la pleurésie dans le rhumatisme articulaire, nous ne le sommes pas sur les autres points. La phrase que nous venons de citer contient, en particulier, deux faits qu'il nous paraît difficile d'admettre. D'abord nous ne croyons pas que la pneumonie rhumatismale soit vraiment aussi rare que l'indique M. Jaccoud; en second lieu, cette pneumonie nous semble incomparablement plus fréquente que la péritonite rhumatismale.

Sans doute, si l'on recherche dans le rhumatisme la pneumonie classique avec ses râles crépitants, son souffle tubaire, sa bronchophonie, son *crepitans redux,* ses crachats rouillés, on s'expose à ne la rencontrer que très exceptionnellement. Cette forme si franche ne s'observe même pas dans tous les cas où la pneumonie constitue à elle seule l'état morbide. Sous l'influence des *constitutions catarrhales* qui, depuis quelques années ont enveloppé dans leur réseau le midi de la France, certaines pneumonies n'ont présenté, comme symptômes, qu'un peu de matité, quelques râles muqueux, une légère douleur thoracique, quelques crachats peu caractéristiques. Dans d'autres circonstances, le souffle apparaissait tout d'abord et les crachats ne se montraient pas. Ces formes bâtardes de la pneumonie sont celles que l'on voit le plus souvent dans le rhumatisme. Chez quelques rhumatisants, en effet, une toux légère attire l'attention du médecin ; celle-ci est quelquefois si peu intense que le malade ne la signale pas, que les personnes qui entourent le sujet n'y prennent pas garde ; l'auscultation est pratiquée par mesure de précaution et l'on trouve sur un point une expansion pulmonaire un peu diminuée, quelques râles muqueux ou sous-crépitants, une légère matité à la percussion. Tout est là. C'est fort peu assurément; c'est cependant quelque chose ; c'est un état congestif du parenchyme pulmonaire ; c'est peut-être le premier degré de la pneumonie, degré qui souvent ne sera pas franchi. Cet état tient au rhumatisme. Il n'est pas le résultat de l'hypostase, car il n'existe que d'un seul côté et quelquefois au lieu de le voir se manifester à la base, comme ce devrait être s'il s'agissait simplement d'une congestion hypostatique, on le découvre vers le haut ou le milieu du poumon. Il y a donc là un état morbide particulier. Cet état, on a assez souvent l'occasion de le rencontrer dans le cours du rhumatisme.

Mais il y a plus. La pneumonie peut se présenter avec tout son cortége classique de symptômes et n'être cependant qu'une manifestation rhumatismale. Trousseau a signalé la marche bizarre de ces fluxions de poitrine. Elles sont caractérisées par la douleur thoracique, la toux, l'expectoration sanglante, la matité, les râles crépitants, la bronchophonie, le souffle tubaire ; rien ne manque. L'observateur, se basant sur ces symptômes, annonce que la maladie durera plusieurs jours. Le lendemain tout a disparu ; et en même temps ont apparu, parfois, des douleurs et des fluxions articulaires qui ont révélé la cause, latente jusque là, de la pneumonie, en même temps qu'elles expliquaient la brusque disparition de celle-ci.

Ces pneumonies, franches ou bâtardes, ne sont pas aussi fréquentes dans le cours du rhumatisme que l'endocardite ou la pleurésie. Nous croyons cependant qu'on les voit survenir beaucoup plus souvent que la péritonite. Et même est-on bien sûr de pouvoir ranger la péritonite parmi les *genres* morbides susceptibles, à un moment donné, de compléter leur individualité par *l'espèce* rhumatismale? En d'autres termes, le rhumatisme se localise-t-il sur le péritoine, de même qu'il se fixe sur l'endocarde, la plèvre ou le poumon? Nous croyons que la possibilité du fait existe. Etant donnée la prédilection bien positive du rhumatisme pour les séreuses, on se demande pourquoi le péritoine serait exclu. Mais lorsqu'on fait de la médecine pratique, la logique et les inductions philosophiques, malgré leur importance, doivent, en dernière analyse, céder le pas aux faits. Or, ceux-ci, dans le cas actuel, sont si peu concluants, que bon nombre de médecins fort instruits et d'une grande expérience, ne se rappellent pas avoir observé un cas bien positif, bien avéré, bien indiscutable, de péritonite rhumatismale.

Cette question mérite de nous arrêter un instant.

Les exemples ne manquent pas de rhumatisme fixé sur les muscles de l'abdomen ou sur les intestins. Mais dans ces cas là la séreuse elle-même n'est pas prise; le malade éprouve des douleurs, souvent assez vagues, qui se développent pendant la marche, pendant le travail de la digestion, dans l'exécution de certains mouvements, par exemple de ceux qui sont nécessaires pour abandonner la position allongée et se mettre sur son séant. La douleur à la pression est moins vive que celle déterminée par les mouvements; c'est le contraire qui s'observe dans la péritonite. De plus, dans cette dernière maladie la douleur devient de plus en plus vive à mesure que l'on presse, tandis que dans le rhumatisme des parois abdominales, après la première sensation douloureuse, la pression est assez bien supportée. D'ailleurs, hâtons-nous de le dire, dans la plupart des cas ce rhumatisme n'est pas accompagné de fièvre ni de symptômes généraux ; de plus, les douleurs spontanées ne sont pas très-intenses, le ballonnement du ventre est nul, les vomissements font défaut ; bref on ne peut noter aucun de ces symptômes caractéristiques auxquels il est facile de reconnaître l'inflammation de la séreuse péritonéale.

Il semble en effet que tous les tissus, que tous les organes puissent être envahis par le rhumatisme, tous.... à l'exception du péritoine. Nous pouvons enregistrer des faits nombreux de rhumatisme fixé sur le diaphragme, le cœur, l'appareil respiratoire, les méninges, le tube digestif, la vessie (au point de faire croire à un calcul), le testicule (avec des manifestations douloureuses telles qu'on a cru quelquefois assister au début d'une affection maligne de cet organe), l'utérus, les nerfs, la moelle, la peau (comme nous avons eu l'occasion d'en observer deux exemples remarquables). Il y a des amauroses, des ophthalmies, des périostites, des hépatites rhumatismales. Ce sont là des faits formels, bien observés, bien authentiques. Quand il s'agit du péritoine, la question devient beaucoup plus obscure. Les praticiens les plus expérimentés nous affirment qu'ils n'ont jamais vu de péritonite rhumatismale. Nos entretiens avec nos maîtres, nos lectures, l'enseignement de notre pratique personnelle, ne nous permettent pas davantage d'affirmer l'existence de cette maladie ; et si nous recourons aux traités spéciaux et aux collections scientifiques, nous nous trouvons en présence de faits si vagues et si peu nombreux, qu'ils ne peuvent faire avancer d'une façon notable la question qui nous occupe.

Nous voyons bien, par exemple, le docteur Chailly nous dire, dans le numéro de juillet de l'année 1836, du *Journal de médecine et de chirurgie pratiques*, « qu'il a traité par le vin de « colchique, et avec beaucoup de succès, des pleurodynies, « des *péritonites* et enfin toutes les maladies auxquelles il « supposait une origine rhumatismale et goutteuse. » Mais on conviendra que cette affirmation — au moins pour ce qui regarde la péritonite rhumatismale — aurait besoin de quelques faits à l'appui.

Faut-il, toujours au même point de vue, attacher quelque importance à l'observation suivante, due à Ressayre (de Toulouse) ?

Un homme, âgé de quarante ans, tourmenté depuis trois jours *de coliques violentes*, *de vomissements*, de déjections alvines, avec *fièvre* et *état général grave*, était traité sans succès par les bains, les sangsues à l'anus, les fomentations émollientes, les narcotiques. Le médecin apprit que cet homme avait été atteint plusieurs fois d'un mal semblable et que les symptômes intestinaux n'avaient disparu qu'au moment de l'apparition de douleurs intenses sur les membres inférieurs. Il sut également que dans la famille du sujet plusieurs personnes avaient présenté, à diverses reprises, des manifestations goutteuses ou rhumatismales. Il fit alors appliquer sur les genoux des cataplasmes fortement sinapisés ; d'autres révulsifs énergiques déterminèrent une rubéfaction vive et un gonflement inflammatoire au niveau des malléoles. A partir de ce moment, les phénomènes abdominaux s'amendèrent et le malade guérit rapidement.

Ce fait pourrait être cité comme un exemple de rhumatisme intestinal. La gastro-entérite ne nous paraît pas douteuse ici ; et nous ne voyons pas comment on s'appuierait sur l'intensité des douleurs abdominales, sur les vomissements, sur la petitesse du pouls et les mauvaises conditions d'état général pour faire intervenir la péritonite, alors qu'il n'y avait ni constipation, ni ballonnement du ventre.

Nous trouvons dans le numéro de novembre 1839 des *Archives générales de médecine* l'observation d'un homme de vingt-neuf ans, qui était atteint, depuis six mois, de dyspnée, d'anorexie, de faiblesse générale, lorsque des douleurs vives se manifestèrent brusquement sur les articulations des pieds. Ces douleurs se transportèrent aux mains, puis diminuèrent. Mais l'état du malade était si loin de s'amender que, huit jours après la première apparition des douleurs, l'*abdomen était très tuméfié et fluctuant, le côté droit au-dessous des fausses côtes était douloureux à la pression, le pouls plein et accéléré* ; en même temps la face et la conjonctive étaient jaunâtres, l'urine rouge, les matières fécales grises. Une forte diarrhée, survenue très à propos, et à laquelle se joignit une polyurie non moins opportune, soulagea le malade, qui vit peu à peu son ventre diminuer et tous les accidents disparaître.

Personne assurément ne verra dans ce fait une péritonite. Il est évident que, chez ce malade, un état inflammatoire du foie est survenu, à mesure que disparaissaient les manifestations articulaires. Puis, sous l'influence de cette hépatite, dont l'origine rhumatismale ne saurait être mise en doute, une ascite s'est déclarée, mais une ascite simple, sans douleurs abdominales généralisées, sans vomissements.

Donc rien, dans ces deux cas, qui milite en faveur de la péritonite rhumatismale. Nous pourrions citer un très grand nombre d'exemples, à peu près tous du même genre, et ne présentant pas plus de probabilité.

Dans un article consacré à l'étude de la pleurésie, Andral avait cité quelques faits de pleurite double, dans lesquels le début de l'inflammation de la plèvre avait coïncidé avec la disparition d'une affection rhumatismale. Nous nous appuierons plus tard sur cette observation clinique. Ce qui pour le moment nous intéresse le plus, dans l'article en question, c'est la description d'une pleurésie *compliquée* à la fois de *péritonite aiguë*, de *rhumatisme* et d'abcès phlegmonneux. *Compliquée* nous paraît être ici le mot exact; car il résulte de la marche suivie par les accidents que le rhumatisme a ouvert la scène et qu'au moment où il disparaissait *pour ne plus revenir*, la pleurésie et la péritonite ont fait leur apparition; les abcès phlegmonneux se sont produits en dernier lieu, en même temps que l'épanchement pleurétique s'ouvrait un chemin à travers les parois thoraciques et dans les bronches.

Dans ce cas la péritonite n'est pas douteuse, et il semble au premier abord que cette inflammation — de même que la pleurésie — a eu pour cause première et spécifique le rhumatisme. Mais ce qui nous empêche de voir les choses ainsi et de considérer ce fait comme un cas de péritonite franchement rhumatismale, c'est que l'inflammation de la séreuse ne s'est produite qu'au moment où disparaissait *pour toujours* le rhumatisme. On peut dès lors se demander si la pleurésie et la péritonite n'ont pas été le résultat d'une simple métastase. C'est aussi ce qui paraît avoir eu lieu dans un autre cas, observé encore par Andral assisté cette fois de Pinel. Ces deux habiles observateurs virent une péritonite suraiguë et mortelle éclater aussitôt après la disparition des douleurs articulaires.

Il faut distinguer, en effet, avec grand soin, les cas dans lesquels tel ou tel organe est atteint dans le cours du rhumatisme — et alors que celui-ci n'a pas disparu — de ceux qui nous offrent l'exemple d'une inflammation viscérale survenue au moment de la disparition *définitive* du rhumatisme. Sans doute si l'on voit, un jour, les jointures prises, le lendemain celles-ci dégagées et la plèvre atteinte d'inflammation ; si, dans les jours qui suivent, la pleurésie disparaît, puis, que les articulations soient prises de nouveau, il sera logique de supposer que le rhumatisme seul a mis en mouvement ces divers organes, envahissant les premières articulations, pour se porter de là sur la plèvre, et atteindre ensuite les dernières jointures. Il en serait de même de toute inflammation viscérale survenue alors que le rhumatisme n'a pas cessé de se montrer visiblement sur une articulation ou sur un muscle.

Mais si l'affection rhumatismale cesse brusquement on n'est plus en droit de reconnaître à l'inflammation viscérale survenue au moment de cette disparition, une cause *exclusivement* rhumatismale. Rien ne démontre le fait. Ce qui caractérise essentiellement le rhumatisme c'est la soudaineté de son apparition, la promptitude avec laquelle il atteint l'apogée de ses manifestations sur tel ou tel organe, la vitesse non moins grande avec laquelle il disparaît. Si ces caractères se retrouvent dans une pleurésie ou une pneumonie, alors que les antécédents rhumatismaux ne sont point douteux, alors surtout — ce qui est encore plus concluant — que le rhumatisme atteint, *dans ce moment même*, le sujet, il sera très-naturel de dire (et nous l'avons fait remarquer déjà) que cette pleurésie (ou cette pneumonie) est franchement rhumatismale et peut être absolument assimilée à la fluxion articulaire.

On ne sera plus en droit de tirer cette conclusion lorsqu'on verra une pleurésie, une péritonite ou un phlegmon survenir au moment où le rhumatisme *disparaît brusquement pour ne plus se montrer*, puis se développer graduellement en suivant la marche d'une inflammation ordinaire. Il semble, dans ce cas là, que le rhumatisme, par sa disparition brusque, a déterminé dans l'organisme un mouvement tout mécanique et nullement constitutionnel en vertu duquel la *congestion* (c'est alors le *genre* seul qui intervient), chassée des articulations, s'est reportée sur la plèvre ou le péritoine. On voit de même une suppression des règles produire une hémoptysie, de même encore un embarras gastrique négligé amener sur le visage une poussée érysipélateuse tout accidentelle qui disparaît — sans parcourir le stade de huit jours habituel à l'érysipèle franc — dès qu'un vomitif a été administré.

Donc, tantôt le rhumatisme exerce sur les organes une action *secondaire* et de déplacement, tantôt il agit *primitivement* sur eux en raison du caractère spécifique et constitutionnel qui lui appartient.

Dans le premier cas, il disparaît *définitivement* des articulations sans avoir suivi son cours normal, et il produit alors sur les viscères, *en tant que genre morbide*, en tant que processus congestif et inflammatoire, des mouvements qui ne sont que des congestions ou des inflammations simples. Dans le deuxième, sans abandonner d'une manière définitive son siége de prédilection (jointures, muscles), il produit sur ces mêmes viscères, *en tant qu'espèce morbide*, en tant qu'affection constitutionnelle dyscrasique, des répercussions plus ou moins fortes, lésions locales qui deviennent une manifestation vivante de l'affection générale, du rhumatisme lui-même.

Dans le cas cité par Andral, la péritonite n'ayant fait son apparition qu'au moment de la disparition complète des phénomènes articulaires, nous ne pouvons pas affirmer que ce fait soit un exemple de *péritonite rhumatismale*.

A côté du résultat à peu près négatif que l'on obtient lorsqu'on parcourt les traités classiques dans l'espérance de trouver un cas bien authentique de péritonite rhumatismale, on

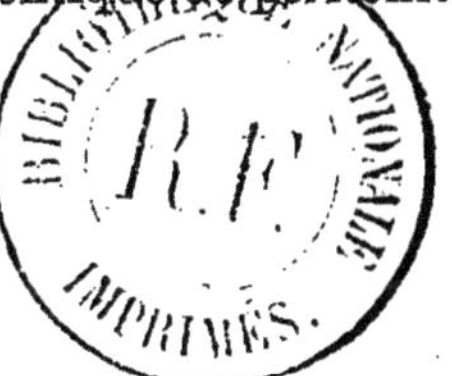

est frappé du grand nombre de faits relatifs aux pneumonies survenues dans le cours du rhumatisme. Tantôt la pneumonie est simple, tantôt elle est compliquée de pleurésie ou de bronchite. Grisolle, alors qu'il était chef de clinique du professeur Chomel, a noté, sur cinquante observations de pneumonie, trois cas dans lesquels cette maladie était survenue dans le cours d'un rhumatisme et paraissait avoir eu pour cause cette dernière affection. La proportion n'est que de 6 0/0, c'est vrai; mais il faut songer qu'il s'agit, en somme, de faits rares. Le rhumatisme viscéral existe, mais il ne se montre que de loin en loin. Cette proportion de 6 0/0 a donc sa valeur et les partisans de la *péritonite rhumatismale* seraient sans doute bien aises de pouvoir l'affirmer en sa faveur.

Il résulte de ce qui précède, que la pneumonie rhumatismale est beaucoup plus fréquente que la péritonite de même nature. Nous ajouterons que le rhumatisme cérébral, quoique plus rare que la pleuro-pneumonie rhumatismale, s'observe quelquefois. Il n'est pas de médecin qui n'en ait vu quelque exemple; tandis que le rhumatisme péritonéal est d'une rareté telle, qu'il est permis d'avoir des doutes sur son existence clinique.

Si le *rhumatisme viscéral* existe, il ne faut pas croire pourtant que toutes les manifestations organiques survenues dans le cours d'un rhumatisme puissent mériter ce nom. Pour qu'une lésion viscérale soit considérée comme l'expression clinique et vivante du rhumatisme, empruntant à ce dernier son processus morbide *générique* et son caractère de *spécificité*, il faut la réunion des deux circonstances suivantes : *soudaineté dans l'invasion* et *soudaineté dans la disparition*. Cette dernière circonstance peut manquer à la rigueur, mais la première nous paraît indispensable. A ces deux caractères nous en ajouterons un troisième très-important, mais beaucoup plus rare. Nous voulons parler de la marche même de la maladie viscérale, marche qui emprunte au rhumatisme son caractère assurément le moins inexpliqué et le plus typique, sa *fugacité*. En effet, il nous a été donné d'observer ces allures étranges dans les organes similaires, les plèvres par exemple, et nous avons vu — nous reviendrons plus tard longuement sur ce point — la fluxion se porter tantôt à droite tantôt à gauche, oscillant d'une plèvre à l'autre dans l'espace de quelques jours, exactement comme la fluxion articulaire du rhumatisme oscille, en fuyant toujours, d'une jointure à l'autre.

Ce caractère de fugacité de la lésion viscérale rhumatique a une importance qui n'échappera à personne. Il nous paraît suffire pour révéler la nature de la maladie organique. Mais, comme nous venons de le dire, ce caractère se montre rarement. C'est donc *la soudaineté dans l'invasion et la disparition* qui donne le plus ordinairement au rhumatisme viscéral sa caractéristique spéciale, celle qui empêche de le confondre avec les fluxions organiques produites accidentellement ou dues à une simple métastase du rhumatisme.

II

Des diverses variétés de rhumatisme viscéral que nous avons dû mentionner jusqu'ici, les unes sont rares, le rhumatisme du cerveau, celui du tube digestif, celui des organes génitaux-urinaires, etc.; les autres, relativement assez fréquents, sont les rhumatismes du cœur, de la plèvre et du poumon, par conséquent des organes présidant à l'exécution de ces deux fonctions connexes, irrévocablement liées ensemble et trouvant l'une dans l'autre le complément de leur existence, la *circulation* et la *respiration*.

Tous les auteurs ont insisté longuement sur les *complications* cardiaques du rhumatisme. On a moins parlé de celles qui surviennent du côté des plèvres. Il est vrai de dire que la pleurésie rhumatismale est moins fréquente que l'endocardite et la péricardite. Cependant elle s'observe souvent. Son étude est complexe, mais pleine d'intérêt et riche en faits cliniques.

En premier lieu, que faut-il entendre par *pleurésie rhumatismale ?*

Commençons d'abord par dire que ce nom ne peut servir à désigner la pleurodynie appelée souvent, mais fort improprement, fausse pleurésie, pleurésie rhumatismale ou rhumatisante.

Cette expression, même lorsqu'elle est appliquée aux vraies pleurésies, est encore très-vague, car elle sert à désigner de nombreuses manifestations morbides dont la nature et la cause varient. Aussi nous paraîtrait-il plus utile d'adopter, comme dénomination générale, le terme *pleurésie du rhumatisme.* Cette expression nous semble avoir l'avantage de désigner toute fluxion pleurale survenue *à l'occasion du rhumatisme,* sans préjuger en rien la nature plus ou moins spécifique de la pleurésie.

Nombreuses sont, en effet, les manifestations pleurales auxquelles donne lieu le rhumatisme. Elles peuvent toutes, néanmoins, se grouper dans les quatre classes suivantes :

1° *Pleurésies de voisinage.* — Produites par la péricardite, elles n'ont rien à voir avec le rhumatisme.

2° *Pleurésies produites par le froid.* — Celles-là n'ont de commun avec le rhumatisme que la cause. Ce sont des manifestations *a frigore*, de véritables *complications*. Elles présentent le type de la vraie pleurésie simple et n'empruntent au rhumatisme — pas plus que les maladies de la première catégorie — aucun caractère spécifique.

3° *Pleurésies par métastase.* — Survenues au moment de la disparition *définitive* du rhumatisme, elles ont ce dernier pour cause première, mais ne sont nullement influencées par lui. La fluxion pleurale une fois produite suit le cours habituel, prend la marche et les allures de la pleurésie simple.

4° Pleurésies rhumatismales — Ce sont de véritables localisations du rhumatisme sur la plèvre. Elles peuvent être absolument assimilées à la fluxion articulaire ou musculaire. Ces pleurésies sont les seules que l'on puisse présenter comme constituant un *rhumatisme viscéral.*

Quelques mots d'abord sur les pleurésies des trois premières catégories, avant de nous arrêter longuement sur la dernière classe, celle qui nous intéresse d'une façon toute spéciale.

Les pleurésies de voisinage, ou du moins celles qui succèdent à une péricardite (ce qui est un langage plus exact) sont rares. Elles existent cependant. Le Dr Toulmouche (de Rennes), dès 1828, signalait, dans un mémoire présenté à l'Académie de médecine, ce fait que la péricardite est rarement simple, que très-souvent elle est compliquée d'une maladie des organes respiratoires (pleurésie ou pneumonie) dont les symptômes masquent ceux qui sont propres à la péricardite.

La genèse de ces pleurésies peut s'expliquer, soit par une extension de l'inflammation péricardique à la plèvre avoisinante, soit par une réaction du cœur malade sur la circulation générale. Dans le premier cas, la plèvre gauche seule est atteinte, et rien de particulier n'est à noter dans la physiologie pathologique de cette affection. Il se passe entre la péricardite et la plèvre gauche, ce que l'on observe lorsque la plèvre droite enflammée détermine une hépatite secondaire, ou lorsqu'une inflammation du foie fait naître, par voisinage, une pleurésie diaphragmatique. Les cas d'extension d'une inflammation pleurétique au péricarde sont d'ailleurs assez connus pour que la réciproque soit admise sans contestation.

Dans le deuxième cas, le phénomène est plus complexe. Le cœur, gêné dans son jeu par la maladie du péricarde — compliquée très-souvent d'endocardite — détermine l'hydropisie de la plèvre comme il pourrait produire une ascite, une anasarque ou un œdéme pulmonaire. Seulement, la cause étant moins localisée que dans le cas précédent, les deux plèvres sont atteintes. Nous nous hâtons de dire que la lésion locale produite sous l'influence de cette perturbation cardiaque est alors un hydrothorax, plutôt qu'une pleurésie.

M. le Dr François Franck a étudié avec le plus grand soin les troubles circulatoires produits par les épanchements du péricarde. Cette lésion amène d'abord une gêne à l'afflux du sang dans les oreillettes droite et gauche et, secondairement, une diminution des ondées envoyées par chacun des ventricules. La faiblesse des ondées ventriculaires gauches entraîne la petitesse du pouls artériel, le ralentissement de la circulation périphérique et tous les troubles liés à ce défaut de renouvellement du sang des organes. *L'obstacle apporté au déversement du système veineux général dans l'oreillette droite amène, avec la cyanose, l'œdème des tissus et les hydropisies variées.*

Comme exemple de pleurésie survenue à la suite d'une péricardite et occasionnée, selon toutes les probabilités, par l'extension de l'inflammation de la séreuse cardiaque, nous rapporterons sommairement une observation publiée dans les *Archives générales de médecine*. Il s'agit d'un homme robuste, âgé de 35 ans, qui fut pris de douleurs vives dans la région précordiale avec gêne très-grande dans la respiration. Le jour de son entrée à l'hôpital on constata un bruit de frottement aux deux temps du cœur ; le pouls était fréquent, petit et régulier. Le même jour le malade ressentit des douleurs lancinantes très-vives dans la poitrine, en arrière et à gauche ; sur ce point matité très-étendue et égophonie intense. Cet homme mourut le lendemain de son entrée à l'hôpital. On trouva à l'autopsie une collection *séro-purulente* dans la plèvre gauche ; une fausse membrane molle *adhérait* à toute la face postérieure du poumon de ce côté ; le péricarde était considérablement distendu *par un liquide semblable à celui de la plèvre,* contenant de nombreux flocons et des fragments libres de lymphe plastique ; le cœur était entouré à sa base d'une couche de lymphe molle, mais très-tenace ; une fausse membrane recouvrait également la partie correspondante du péricarde pariétal.

Il semble bien que l'on a eu affaire ici à une maladie de la plèvre survenue sous l'influence d'une inflammation voisine : les symptômes de la péricardite ont précédé ceux de la pleurésie ; de plus, la maladie pleurale est bien une inflammation, puisque le liquide contenu dans la plèvre n'est pas seulement séreux, mais *séro-purulent*, puisque la plèvre contient des fausses membranes qui *adhèrent* au poumon ; le liquide contenu dans le péricarde est semblable à celui de la plèvre. Le doute ne saurait exister.

Le fait suivant diffère du premier, sous bien des rapports. Il est dû à l'observation de Denonvilliers.

Un jeune tailleur de 17 ans, d'une constitution délicate, entra à l'hôpital pour des douleurs peu intenses, siégeant sur les membres et les articulations. Il y avait fièvre assez forte, céphalalgie, un peu de toux, quelques palpitations et une légère douleur à la région précordiale. Au bout de quelques jours ces derniers symptômes avaient pris une importance capitale, surtout la douleur thoracique et les palpitations ; de plus, le pouls était très-fréquent, mais sans irrégularité ; l'impulsion des battements du cœur était forte, mais les bruits cardiaques résonnaient faiblement et un souffle très-net se faisait entendre au premier temps. Cet état se maintint pendant deux jours, puis de nouveaux symptômes apparurent ; une matité très-accentuée fut observée des deux côtés du thorax, en arrière et à la base ; cette double région était le siége d'un souffle tubaire très-accusé et d'une égophonie intense. L'anxiété devint des plus vives ; le malade ne pouvait rester couché que sur le dos ; la respiration était courte et fréquente, le pouls très-précipité. Ces symptômes se développèrent de plus en plus et le malade succomba six semaines après son entrée à l'hôpital.

L'autopsie fournit les particularités suivantes : la cavité des plèvres contenait *de chaque côté* environ un litre de *liquide citrin sans flocons albumineux, sans fausses membranes ; il n'y avait ni adhérences ni aucune altération appréciable du tissu séreux* ; le péricarde *adhérait* partout à la surface du cœur, au moyen de *fausses membranes* de formation récente, et cependant bien organisées. Ces fausses membranes étaient très-épaisses, et elles formaient deux couches distinctes : l'une profonde, très-résistante, intimement unie au cœur ; l'autre, plus superficielle, molle, friable et adhérant à la première. Le tissu du cœur n'était aucunement altéré.

Dans ce fait, l'inflammation du péricarde est évidente. Les

lésions de cette enveloppe sont très-caractérisées et elles forment un contraste frappant avec celles observées sur les plèvres. Ces membranes, qu'on veuille bien le remarquer, ne contiennent qu'un liquide citrin, sans flocons, sans fausses membranes et elles ne sont le siége d'aucune adhérence. Donc les plèvres n'étaient pas enflammées ; il y a eu simplement hydropisie des deux séreuses pulmonaires, et cette maladie paraît véritablement avoir été occasionnée par l'inflammation du péricarde et les troubles circulatoires qui en ont été le résultat.

Il existe donc une différence très-grande entre le fait que nous venons de citer et celui qui précède. Dans le premier, une pleurésie *véritable* et *limitée du côté gauche* a succédé à une péricardite. Dans le deuxième, la même maladie du péricarde n'a produit qu'un simple hydro-thorax, sans aucun caractère inflammatoire, *mais siégeant des deux côtés*, et ne pouvant pour ces deux raisons être attribué à une influence de voisinage exercée par l'inflammation du péricarde.

Comme il est facile de le voir, dans les deux faits qui précèdent et qui nous présentent chacun un exemple des deux modes de formation des épanchements pleuraux à la suite de la péricardite, le rhumatisme n'intervient, comme cause, en aucune façon. Ces pleurésies ne sont pas occasionnées par lui, et elles ne lui empruntent ni son *processus congestif*, ni son caractère *spécifique*.

Il en est de même des *pleurésies qui sont produites par le froid* et surviennent dans le cours d'un rhumatisme. Par leurs symptômes, leur marche, leur terminaison, elles rappellent absolument la pleurésie simple et franche. Ces maladies n'empruntent à la circonstance actuelle — le rhumatisme — une certaine gravité que dans deux circonstances : lorsque, par le fait de la maladie primitive, le sujet est dans un état de faiblesse tel qu'il résistera difficilement à l'invasion d'une maladie nouvelle ; lorsque le rhumatisme a déterminé une lésion cardiaque qui pourra se trouver aggravée par la pleurésie et réagir à son tour sur celle-ci, en raison de la gêne plus grande apportée dans le fonctionnement de l'appareil cardio-pulmonaire.

En dehors de ces deux circonstances, cette forme de pleurésie ne présente rien de particulier. Il faut seulement bien s'enquérir des circonstances qui ont précédé l'invasion et chercher avec le plus grand soin le moment précis où la cause « froid » a pu produire son effet ; si le malade, par exemple, ne s'est pas découvert pendant la nuit, s'il ne s'est pas refroidi au moment où l'on renouvelait les applications d'ouate, les frictions, etc. ; s'il ne s'est pas levé trop tôt ; si, par imprudence, une fenêtre n'est pas restée ouverte plus ou moins longtemps près du lit du malade. Cette dernière circonstance se présente souvent dans les hôpitaux, malgré la surveillance la meilleure et en raison des conditions inhérentes aux établissements de ce genre.

Ce n'est que lorsque la cause « froid » aura été découverte que l'on sera en droit de dire que l'on a affaire à une pleurésie franchement concomitante et indépendante du rhumatisme. Nous nous hâtons de dire que cette indépendance ne doit être considérée qu'au point de vue de la nature de la maladie ; car le rhumatisant, soumis à des sueurs fréquentes et très-considérables, est, par cela même, disposé à contracter des maladies *a frigore*. Cette disposition est encore augmentée par une difficulté plus grande pour lui de réagir contre le froid, en raison de l'état de faiblesse dans lequel l'ont plongé ces mêmes sueurs profuses.

La conséquence pratique résultant de cette aptitude du rhumatisant à contracter des maladies *a frigore* c'est que les précautions ne sauraient être exagérées pour préserver du froid un individu atteint de rhumatisme. Non qu'il faille le couvrir outre mesure et d'un façon disproportionnée à la saison ; on augmenterait par là la fièvre et les sueurs. Mais il ne faut rien négliger. A l'hôpital, en particulier, il convient d'adopter comme règle de ne jamais découvrir inutilement un rhumatisant, de le laisser découvert le moins longtemps possible, *de ne l'ausculter que lorsque les fenêtres seront closes*, de lui donner un lit placé aussi loin que possible de la porte, de proscrire d'une façon presque absolue les lavages confiés d'ordinaire aux infirmiers, c'est-à-dire, à des aides en général peu intelligents et peu soigneux, etc., etc.

On peut voir, d'après ce qui précède, que la *pleurésie a frigore* survenue pendant le rhumatisme n'emprunte à ce dernier aucun caractère. Mais elle peut, en raison de la disposition particulière qu'a le rhumatisant à être influencé par le froid, dépendre indirectement de cette maladie. Nous pouvons donc établir une distinction importante entre les *pleurésies a frigore* et les *pleurésies de voisinage*, puisque nous avons vu que ces dernières étaient, de la façon la plus absolue, indépendantes du rhumatisme.

Les pleurésies de la troisième catégorie, celles qui sont le résultat d'une métastase, ont avec le rhumatisme des rapports beaucoup plus intimes. Elles ne méritent pas le nom de *pleurésies rhumatismales*, mais entr'elles et le rhumatisme existe une relation directe de cause à effet. Elles sont produites par lui, uniquement par lui, en dehors de toute cause frigorifique. Le rhumatisme, abandonnant brusquement les organes sur lesquels il siége de préférence, bouleverse toute l'économie. Un changement profond paraît se produire à ce moment. L'affection constitutionnelle s'apaise et disparaît, mais le processus générique du rhumatisme — la fluxion — chassé de son siége naturel se reporte ailleurs. Alors tantôt la *congestion articulaire* se transforme en abcès, comme dans le cas cité par Andral et dont nous avons déjà parlé ; tantôt elle détermine une inflammation du foie ou des intestins, du testicule ou de l'utérus ; si, en raison des mystères de l'idiosyncrasie, elle se porte de préférence sur les plèvres, elle détermine une pleurésie.

Mais, pour qu'on puisse dire qu'une inflammation pleurale produite dans ces circonstances est une pleurésie métastatique, il faut absolument qu'elle coïncide avec la disparition de l'affection rhumatismale. De plus, une fois produite, il ne faut pas qu'elle disparaisse vite et surtout que cette disparition coïncide avec un retour du rhumatisme ; car le caractère de mobilité que présenterait alors la pleurésie suffirait pour lui imprimer le cachet spécifique auquel on ne peut méconnaître les affections rhumatismales, et le fait offrirait un exemple de plus de l'humeur voyageuse du rhumatisme; ce dernier aurait abandonné les articulations pour se porter sur la plèvre, puis la plèvre, pour occuper de nouveau les articulations; la pleurésie serait alors franchement rhumatismale, non métastatique.

Pour que la pleurésie métastatique existe, il faut donc que l'inflammation, une fois établie sur la plèvre, suive son cours normal et ne disparaisse qu'en suivant la marche propre à la pleurésie simple.

C'est là un point sur lequel on ne saurait trop attirer l'attention : la pleurésie métastatique est une pleurésie simple. Donc, elle présente dans ses symptômes, sa marche, ses terminaisons, la plus grande analogie avec cette dernière maladie. Elle ne devra pas être soudaine dans son invasion, encore moins soudaine dans sa disparition; elle sera, au contraire, longue à disparaître si l'épanchement a une certaine importance; et si des fausses membranes se sont formées, celles-ci produiront des adhérences diverses se traduisant par une matité persistante et de la gêne dans la respiration, exactement comme à la suite des épanchements pleuraux simples.

En nous occupant des *pleurésies métastatiques*, nous avons fait un pas de plus vers le rhumatisme. Nous avons vu, en effet, que ces maladies sont une conséquence directe de l'affection rhumatismale tandis que les pleurésies *a frigore* — celles de la deuxième classe — ne sont pas nécessairement produites par le rhumatisme, celui-ci n'intervenant dans leur production qu'à titre de simple cause adjuvante.

Allons plus loin encore et nous nous trouverons en présence de pleurésies s'identifiant avec l'affecticn rhumatismale au point de pouvoir être considérées comme une manifestation directe du rhumatisme au même titre que la fluxion articulaire. Ce sont les pleurésies de la quatrième classe, la plus intéressante, la plus importante sans contredit au point de vue clinique.

III

La pleurésie rhumatismale — la seule qui mérite réellement ce nom — survient le plus ordinairement dans le cours d'un rhumatisme articulaire aigu. Elle peut aussi coïncider, mais exceptionnellement, avec un simple rhumatisme musculaire.

L'étude de cette maladie semble avoir été fort négligée par les auteurs. La plupart d'entr'eux se contentent de signaler le rhumatisme comme une des causes de la pleurésie, sans entrer dans aucun détail sur les formes, la marche, la terminaison de cette maladie ; sans laisser entrevoir surtout que la pleurésie intervient parfois dans le rhumatisme à un titre autrement sérieux que celui de *complication* qu'on lui décerne un peu trop généreusement et par suite d'une sorte de tradition classique.

Nous avons pensé qu'il ne serait pas sans intérêt de comparer les diverses opinions de ceux qui ont écrit sur ce sujet et de suivre — au milieu de pages nombreuses — la trace souvent à peine indiquée de la maladie que nous étudions.

Les auteurs anciens limitaient en général le rhumatisme viscéral aux organes pourvus de tissu musculaire. Ils avaient observé que les affections rhumatismales viscérales avaient pour caractère commun de « survenir presque toujours chez les sujets actuellement atteints de rhumatisme patent » et de *présenter la mobilité propre à tout rhumatisme*. Ils n'ignoraient pas que la manifestation de ces rhumatismes internes coïncide souvent avec la brusque disparition de douleurs rhumatismales externes et qu'elle cesse quelquefois dès que les muscles externes ou les articulations se rhumatisent. Ils savaient qu'au moment où le rhumatisme abandonne les parties primitivement envahies, il peut être remplacé par des maladies diverses, pleurésie, pneumonie, inflammation du cerveau ou de ses membranes, affections variées du tube digestif, névroses, névralgies, etc. Mais cette invasion d'une maladie nouvelle n'avait, à leurs yeux, aucun caractère rhumatismal. La maladie primitive se terminait, dans ce cas là, par métastase; rien de plus.

Stoll, parlant de ces métastases rhumatismales sur les organes thoraciques, s'exprime en ces termes : « L'humeur rhu-« matisante abandonnait les membres subitement, et au mo-« ment où on s'y attendait le moins ; et elle se portait sur la « poitrine où elle occasionnait la dyspnée et l'orthopnée avec « une toux très violente, de l'oppression et des crachats quel-« quefois sanguinolents. Une jeune fille, ressentit tout-à-coup « un froid extrême ; le rhumatisme s'étant porté sur les pou-« mons, elle ne pouvait respirer que dans une position droite; « une sueur froide se ramassait en gouttes ; on ne sentait pas « le pouls au poignet; le cœur battait d'une manière très « irrégulière et avec beaucoup de force. »

On le voit, cette citation n'affirme que le fait clinique. Elle ne contient pas la moindre interprétation théorique. Sans aucun doute, si les poumons étaient des organes fibreux ou musculaires, Stoll aurait considéré les symptômes survenus chez cette jeune fille comme provenant d'une vraie manifestation rhumatismale. Mais il ne peut se décider à admettre que le rhumatisme puisse envahir tous les éléments organiques sans distinction ; et dans les faits soumis à son observation il ne voit qu'un déplacement, non une affection *spécifique*, qu'une métastase, non une manifestation de la maladie *primitive*.

Sans doute, les métastases rhumatismales existent. Nous avons vu que la pleurésie, produite par un mécanisme de cet ordre, se montre quelquefois. Mais souvent il y a plus qu'une simple métastase, et nous croyons que les faits *thoraciques* observés par Stoll et les écrivains de son époque se rapportent bien souvent à des pneumonies ou à des pleurésies franchement rhumatismales.

C'était d'ailleurs l'opinion de Musgrave et de Barthez. Ce dernier affirmait que le rhumatisme peut se fixer *directement* sur le ponmon, la plévre et le cerveau et amener ainsi des

« péripneumonies, des pleurésies, des apoplexies rhumatismales. »

Chomel considérait le rhumatisme comme une inflammation spécifique, comme une maladie *sui generis* dont il fallait faire une classe à part en nosologie. Mais cette idée n'allait pas jusqu'à faire donner par lui l'épithète de « rhumatismales » aux maladies qui succèdent au rhumatisme et alternent avec cette affection. Au contraire, il repoussait sur ce point, les idées de Barthez. Tandis que ce dernier, frappé de la mobilité caractéristique de ces affections alternantes, avait affirmé la similitude de nature de ces maladies avec le rhumatisme, il soutenait que les inflammations de la plèvre ou du poumon, qui succèdent au rhumatisme et semblent cesser par son retour, doivent être considérées comme des affections diverses « remplaçant le rhumatisme sans rien prendre de sa nature. »

Cependant Chomel avait été frappé de la fréquence des épanchements pleuraux dans l'affection articulaire (fréquence telle que, pour lui, la pleurésie *compliquait* le rhumatisme articulaire aigu aussi souvent que peut le faire la péricardite), et il avait noté également le caractère latent, insidieux de la plupart de ces pleurésies. Dans ses remarquables *Leçons sur le rhumatisme*, il signale ces cas dans lesquels le médecin est surpris d'observer chez un rhumatissant une angoisse, un malaise indéfinissable, une oppression que n'explique pas la bénignité des fluxions articulaires. L'auscultation est pratiquée et l'on trouve dans l'une ou l'autre plèvre, quelquefois dans les deux, un épanchement dont rien ne pouvait faire soupçonner l'existence, puisque le malade n'avait présenté ni toux, ni douleur thoracique. Aussi Chomel conseillait-il d'explorer deux ou trois fois par semaine, la poitrine de tout rhumatisant non pas seulement en avant et dans la région précordiale, mais en arrière et des deux côtés.

C'est en procédant avec ce soin que Chomel découvrit l'existence d'un vaste épanchement pleural survenu chez une jeune femme de 27 ans, atteinte d'un rhumatisme articulaire aigu compliqué de péricardite. Dix-huit jours après l'entrée de la malade à l'hôpital, les *douleurs articulaires cessaient* ; en même temps une légère matité thoracique, jointe à un peu de diminution du murmure respiratoire, était constatée en arrière et à droite. Ces signes augmentèrent d'intensité et le surlendemain, la femme était morte. On trouva à l'autopsie, dans la plèvre droite, un litre environ de sérosité transparente sans flocons ni fausses membranes.

Chomel fait remarquer que, chez cette jeune femme, l'épanchement séreux, qui paraît avoir hâté la terminaison de la maladie, tenait probablement à une gêne de la circulation ; il était — d'après lui — indépendant de toute phlogose et ressemblait beaucoup à ces hydropisies pleurales si fréquentes dans les affections organiques du cœur.

Nous croyons qu'il y a dans le fait cité par Chomel plus qu'une simple hydropisie consécutive à la péricardite. D'abord, celle-ci avait complètement disparu, quand la pleurésie fit son apparition. En examinant les détails du fait, nous voyons que le 7 avril, le bruit de souffle n'existait plus et que les battements du cœur avaient repris leur timbre ordinaire. Pour éviter toute erreur, on ausculta comparativement, *à cette date,* plusieurs femmes dont le cœur était exempt de toute affection organique et l'impression éprouvée par l'oreille fut exactement la même. Donc, le 7 avril, il n'y avait plus traces d'endocardite, ni de péricardite ; donc le cœur fonctionnait bien et l'on ne pouvait constater aucune gêne circulatoire. De plus, à cette date, les douleurs articulaires, quoique moindres, étaient encore très accusées. Le 8 avril l'état reste le même. Le 9, tout change ; les douleurs articulaires cessent, et l'épanchement se produit ; *cependant le pouls est régulier et les bruits du cœur sont naturels.* Le 10 avril, la dyspnée est intense, l'épanchement considérable, et, dans la nuit du 10 au 11, la mort survient.

Ce qui frappe dans ce fait, c'est d'abord l'intégrité de la fonction cardiaque au moment de l'apparition de la pleurésie, c'est ensuite, la brusque invasion de l'épanchement pleural dès que les douleurs articulaires cessent. Donc, première conséquence, impossibilité d'expliquer, comme le faisait Chomel, la pleurésie par la maladie cardiaque. Deuxième conséquence, improbabilité (en raison de la promptitude avec laquelle se forme l'épanchement pleural) de l'origine métastatique de la pleurésie. Il nous semble que cette maladie ne peut prendre place dans notre troisième classe, mais bien dans la quatrième, dans celle des *pleurésies rhumatismales*.

Chomel n'admettait de rhumatisme viscéral que pour les organes pourvus de tissu musculaire ou fibreux. Aussi limitait-il d'abord cette maladie au diaphragme, au cœur, aux conduits aériens, au canal digestif, à la vessie et à l'utérus. Cependant, cédant malgré lui à son instinct de clinicien, il s'était vu, par la suite, dans la nécessité d'étendre tant soit peu ce domaine et de comprendre dans les limites de ce dernier certains organes fibreux non articulaires, comme le périoste et la sclérotique. Il allait même plus loin : il ouvrait aux généralisateurs une large porte en joignant à ces divers organes un appareil qui n'a aucun rapport de texture avec les tissus fibreux ou musculaires ; nous voulons parler des nerfs. Chomel admettait, en effet, comme à peu près démontrée, l'existence d'un *rhumatisme nerveux*.

Si les nerfs peuvent être primitivement atteints de rhumatisme, on pouvait se demander, du temps même de Chomel, pourquoi les séreuses ne jouissaient pas du même privilége. L'observation semble nous montrer aujourd'hui que le rhumatisme peut atteindre tous les tissus, tous les organes, sans distinction aucune ; et certes, le fait est important, car il explique, mieux que la théorie exclusive de Chomel, les rapports si intimes qui existent entre le rhumatisme et certaines affections thoraciques. Si nous admettons que le rhumatisme peut se porter directement sur les bronches, les poumons ou les plèvres, tout s'explique, et nous n'avons pas besoin de recourir aux dénominations vagues de *toux rhumatismale* ou *goutteuse, d'asthme rhumatismal*, etc., que Chomel — en opposition avec ses théories, et vaincu par l'évidence — employait pour désigner certains symptômes qui lui paraissaient, à bon droit, se rattacher directement au rhumatisme.

A M. Bouillaud revient l'honneur d'avoir signalé le rhumatisme articulaire aigu, comme une cause fréquente et *directe* de pleurésie. Mais cet auteur, dont les remarquables travaux ont eu une influence si grande sur l'étude du rhumatisme, n'admet pas l'existence d'une pleurésie franchement et primitivement rhumatismale. Pour lui, le rhumatisme se termine souvent par métastase. Cette rétrocession, toutefois, est plus apparente que réelle ; ce qu'il faut y voir surtout, c'est une phlegmasie des membranes séreuses du cœur ou des autres viscères développée en même temps que la phlegmasie articulaire ou quelque temps après. La pleurésie du rhumatisme est donc une complication, une coïncidence, une « sorte « d'accompagnement ou d'extension. »

Les auteurs du *Compendium de médecine pratique*, adoptant les conclusions de M. Bouillaud, nous présentent le rhumatisme articulaire comme une inflammation vraie, et la pleurésie survenue dans le cours de cette affection comme une *complication* « étroitement liée à la phlegmasie rhumatis- « male mais restant, cependant, tout à fait indépendante de « cette dernière. » Opinion assez singulière, car il est difficile de comprendre comment l'intimité dans la cause ne se reproduit pas dans les effets.

Andral croyait que le rhumatisme peut envahir le tissu séreux, mais secondairement et dans des conditions spéciales. « Partout où l'on trouve du tissu fibreux ou du tissu muscu- « laire, partout aussi on peut trouver le rhumatisme. Mais « est-ce à dire que le rhumatisme développé sur le tissu « fibreux et musculaire borne là son étendue ? Non. Si dans « quelques cas il en est ainsi, dans quelques autres il s'étend « et se propage, et on ne peut mieux se le représenter, qu'en « le comparant à la marche de certaines névralgies. *Si dans « les points positifs où s'est développé le rhumatisme, exis- « tent du tissu cellulaire ou des membranes séreuses, il les « envahira*. C'est ainsi que le rhumatisme articulaire peut se « propager à la membrane synoviale ; c'est ainsi que le tissu « séreux du péricarde ne tardera pas à se prendre de rhuma- « tisme, et que le cœur lui-même et sa membrane seront « bientôt envahis. De cela, il faut conclure qu'il importe de « distinguer dans le rhumatisme : 1° Son siége primitif, qu'il

« soit de nature fibreuse ou de nature musculaire ; 2° Son « siége secondaire, qu'il se développe sur le tissu cellulaire « ou sur le tissu séreux. *Nous noterons que le rhumatisme « primitif est remarquable par sa grande et rapide mobilité, « tandis que le rhumatisme secondaire perd cette mobilité en se « fixant sur une membrane séreuse.* »

En raison de l'importance de la citation et de la valeur de l'écrivain, nous n'avons pas craint de rapporter en entier ce passage, malgré sa longueur. Il contient un point capital, puisqu'il nous prouve qu'Andral admettait la possibilité, pour le rhumatisme lui-même, de se porter directement sur une séreuse. Mais il place en relief deux faits, que l'observation moderne ne nous semble pas avoir confirmés : 1° le tissu séreux n'est jamais pris que *secondairement et de proche en proche* ; 2° le rhumatisme perd son caractère de mobilité en se fixant sur une membrane séreuse.

Cette dernière conclusion, en particulier, nous paraît peu exacte. Sans doute le péricarde et l'endocarde — ce dernier surtout — une fois pris, restent plus longtemps atteints par le mal que ne le fait une articulation ; mais nous observons pour les pleurésies de nature rhumatismale, une particularité que nous avons déjà mentionnée et sur laquelle nous aurons encore l'occasion de revenir plus d'une fois, nous voulons parler de la soudaineté dans l'invasion et la disparition, de la facilité de déplacement, en un mot, de la *mobilité*.

Andral lui-même, cite d'ailleurs dans sa *Clinique médicale*, un fait qui nous paraît en opposition avec la conclusion précédente. Il s'agit d'un épanchement qui se forma « dans le « cours d'un rhumatisme articulaire aigu, tout à la fois dans « les deux plèvres, sans qu'aucune douleur l'annonçât. » Une fois reconnu et traité, il se termina par une guérison rapide. C'est donc là un exemple de phlegmasie séreuse, *produite secondairement* sous l'influence du rhumatisme et cependant terminée avec une rapidité qui n'est pas ordinaire à ce genre d'affection.

Grisolle admettait l'existence du rhumatisme des viscères, mais avec cette singulière restriction que la maladie « est

« plutôt probable que parfaitement démontrée. » Il faisait cependant une exception en faveur du rhumatisme des muscles du pharynx et du rhumatisme utérin. Quant à la pleurésie, elle était, pour Grisolle, une complication véritable du rhumatisme, analogue aux inflammations cardiaques et *survenant presque toujours d'une façon obscure et latente.* Il ajoutait que si la pleurésie complique assez fréquemment le rhumatisme, la pneumonie est, au contraire, fort rare et *que la péritonite l'est davantage encore.* Mais à l'époque où écrivait Grisolle, cette question des soi-disant *complications* du rhumatisme était encore peu connue. Ce qui le prouve, c'est cette phrase de l'auteur : « les phlegmasies intercurrentes suivent « la même marche que si elles étaient primitives, et, quoique « d'origine rhumatismale, elles n'ont pas la mobilité des « symptômes articulaires. »

Nous espérons prouver par quelques faits bien authentiques que cette *mobilité*, caractéristique de toute poussée rhumatismale, existe pour la pleurésie comme pour la fluxion articulaire. Grisolle, sur ce point, facilitera lui même notre tâche ; car, après avoir écrit la phrase que nous venons de citer, il donne quelques détails sur un fait qui lui paraît fort extraordinaire et qui, en tout cas, est en opposition avec l'opinion renfermée dans cette phrase même. Il s'agit d'une femme qui fut atteinte, en 1845, d'un rhumatisme articulaire des plus violents. Dans le cours de cette maladie, une pneumonie double survint, puis la pneumonie se localisa à gauche. *Les signes stéthoscopiques de l'inflammation pulmonaire apparaissaient d'un jour à l'autre en suivant exactement les alternatives de l'affection articulaire.* La maladie dura quatre mois. Pendant ce laps de temps le poumon gauche fut pris d'hépatisation, puis dégagé, puis repris pendant dix à douze fois. En 1848, une même attaque eut lieu, mais moins forte, et les mêmes phénomènes se reproduisirent pendant quinze jours.

Ce fait paraît si étrange à Grisolle qu'il croit nécessaire, pour le faire accepter du lecteur, de nous apprendre que Louis fut témoin de cette singulière évolution et en constata la parfaite authenticité. De nos jours nous serions moins surpris parce que nous sommes plus familiarisés avec les faits de cet ordre.

Les annotateurs de Valleix sont assez disposés à croire que le rhumatisme affectant les séreuses articulaires et même celles des coulisses tendineuses, puisse attaquer aussi les séreuses des organes profonds tels que le cœur, le poumon et le cerveau. Il n'y aurait là, disent-ils avec beaucoup de bon sens, qu'une application de cette loi de pathologie générale en vertu de laquelle les parties similaires de l'économie se prennent simultanément ou successivement .sous l'influence d'une même cause.

Quant à Valleix lui-même, il n'aurait sans doute pas été de l'avis des deux savants médecins qui ont complété son œuvre, car, pour lui, le *rhumatisme viscéral* à proprement parler, n'existait pas. Certains organes, la langue, le pharynx, l'œsophage, l'estomac, les intestins, le diaphragme, l'utérus peuvent être atteints de rhumatisme ; mais seulement, disait-il adoptant les idées de Chomel, parce que ces organes sont musculeux, et seulement dans leur partie musculaire. Dans ces divers cas, ajoutait-il, ce n'est pas à un rhumatisme viscéral que l'on a affaire, mais à un rhumatisme musculaire ; et, comme le caractère de ce dernier est de présenter des douleurs ayant la plus grande analogie avec les névralgies, il en résulte que ces affections douloureuses, que l'on désigne improprement sous le nom de *rhumatisme viscéral*, sont de simples viscéralgies, des gastralgies, des entéralgies, etc., etc.

On pourrait objecter à cette manière de voir que les manifestations rhumatismales organiques ne sont pas toujours douloureuses. Les pneumonies, les pleurésies franchement rhumatismales, existent souvent sans douleur aucune, ni point de côté.

Quoiqu'il en soit, il est bien évident que Valleix ne paraît pas avoir soupçonné l'existence d'une maladie particulière méritant le nom de *pleurésie rhumatismale*. Il n'y a pas lieu d'en être surpris, lorsque nous le voyons affirmer que l'endopéricardite est une simple complication du rhumatisme. A plus forte raison la pleurésie, de beaucoup moins fréquente que l'endocardite et la péricardite, devait-elle être considérée par Valleix comme une complication *et même comme une simple maladie intercurrente.*

Trousseau croyait franchement aux *pneumonies rhumatismales.* Mais cet habile observateur, dont la pratique médicale a été si remarquablement étendue, ne dit rien ou presque rien dans sa *Clinique,* de l'apparition de la pleurésie dans le cours du rhumatisme. Il cite cependant le fait d'une jeune dame atteinte pour la première fois d'un rhumatisme articulaire aigu et qui, précédemment, avait eu deux pleurésies. L'étude des circonstances qui entourèrent le fait permit à Trousseau *de rattacher les deux pleurésies anciennes à la diathèse rhumatismale.* Aussi, se basant sur cet unique cas, formule-t-il la conclusion suivante qu'il présente un peu solennellement comme une sorte de loi : *les affections rhumatismales des membranes séreuses viscérales peuvent précéder celles des membranes séreuses articulaires.*

Personne ne saurait nier le remarquable esprit d'observation de Trousseau, son ardente promptitude à concevoir, sa brillante facilité à exposer ; mais il faut pourtant se tenir en garde contre la riche imagination de cet homme, qui lui permettait, d'instinct, de voir très souvent juste, mais qui le portait aussi à poser, sans attendre la confirmation des faits cliniques, des conclusions parfois prématurées. Dans le cas actuel, la loi établie par lui nous paraît très juste ; de plus, elle suffit pour que l'existence de la *pleurésie rhumatismale* soit démontrée. Mais nous avouons que ce n'est pas le fait unique et incomplet cité un peu superficiellement par Trousseau, qui aurait pu nous permettre d'admettre une loi semblable et de croire sans hésitation à une manifestation *directe* du rhumatisme sur les plèvres.

M. Jaccoud, dans son remarquable *Traité de pathologie interne,* se contente de mentionner le rhumatisme articulaire aigu comme une des causes de la pleurésie, surtout de celle qui produit un vaste épanchement. Mais il ne parle pas de la nature de ces pleurésies, et surtout—ce qui aurait été bien plus important—de leur marche, de leurs formes diverses, de leurs allures parfois si singulières, de leurs terminaisons. Ne soyons pas surpris de cet oubli ; il est peut-être volontaire. Toutes les maladies qui surviennent dans le cours du rhumatisme articulaire aigu sont, pour M. Jaccoud, de simples *complications*. Dès lors, la pleurésie rhumatismale n'étant qu'une pleurésie simple survenue pendant un rhumatisme, il n'y a pas lieu d'en faire une maladie particulière et de voir si elle est caractérisée par des signes spéciaux.

M. Jaccoud est tout-à-fait opposé à l'idée des métastases rhumatismales. « S'il y a réellement dans quelques cas, dit- « il, un déplacement de la fluxion articulaire et une conges- « tion réflexe compensatrice sur un autre point, il faut que « ce fait soit bien rare, *car je n'en ai pas encore vu un seul* « *exemple*. »

On ne peut absolument conclure de là, que ces exemples n'existent pas. Mais il y a lieu d'être surpris qu'un observateur comme M. Jaccoud, qui a pu voir de près une masse de faits, ne se soit jamais trouvé en présence de cas semblables. Les exemples de pleurésie survenant au moment où cessent les douleurs articulaires, ces faits de métastase signalés par Barthez, Andral, Grisolle, Trousseau et tant d'autres ne sont pas rares. Bien plus, il est certain que la péricardite et la fluxion articulaire se font quelquefois mutuellement équilibre et se déplacent l'une par l'autre. Les faits de cet ordre — plus rares, il est vrai, que les précédents—ont été observés un certain nombre de fois. Armstrong avait publié, dans *The London medical and physical journal*, la remarquable observation d'un jeune soldat atteint de rhumatisme articulaire aigu, traité vigoureusement par les purgatifs drastiques, les émissions sanguines, la digitale, et chez lequel, le lendemain du jour où disparurent les douleurs articulaires, la mort survint brusquement, occasionnée par la formation d'une péricardite avec épanchement, dont l'autopsie permit de reconnaître l'existence.

En conséquence, malgré l'opinion du savant professeur de pathologie médicale de la Faculté de Paris, nous croyons à l'existence des *pleurésies métastatiques*, et même, ce qui est l'objet principal de notre travail, à celle des *pleurésies franchement rhumatismales.*

Niemeyer donne très peu de détails sur cette maladie. Il prononce bien le mot de « pleurésie rhumatismale » ; mais cette expression n'a, dans la pensée de l'auteur, aucune signification spéciale; elle désigne uniquement « les pleurésies produites par le refroidissement ou sous l'influence des causes telluriques et atmosphériques inconnues ». C'est donc pour lui une maladie *a frigore.* La dénomination de « rhumatismale » appliquée à une affection de cette nature est aussi vicieuse que lorsqu'elle sert à désigner des névralgies ou des paralysies produites par le refroidissement.

Sans doute, le savant professeur de Tubingue n'ignore point la *coïncidence* de la pleurésie avec le rhumatisme articulaire aigu ; mais il ne donne aucune description particulière de l'épanchement pleural survenu dans ces circonstances. Tout au plus, paraît-il attacher une certaine importance à cette *complication* au point de vue du pronostic. « La terminaison « par la mort, dit-il, s'observe rarement dans le rhumatisme « articulaire aigu. Cette dernière ne se présente que dans « les cas où les inflammations concomitantes du cœur sont de « nature très-compliquée, d'une violence extrême et accompagnées d'inflammation du poumon et de la plèvre, quoique « dans ces cas encore la guérison puisse s'établir, *souvent « contre toute attente.* »

Ce dernier membre de phrase nous paraît contenir une opinion un peu exagérée. Sans nul doute, la pleurésie aggrave la position du rhumatisant ; mais il nous semble cependant que ce n'est pas absolument « contre toute attente » que la guérison peut s'établir. Il est des circonstances dans lesquelles, malgré l'abondance de l'épanchement pleural, la résorption se fait rapidement. Cette *complication* qui, dans toute autre circonstance pathologique — la pleurésie, par exemple, survenant à la suite de la pneumonie, de la phthisie pulmonaire, du diabète, de la scarlatine — donnerait au pronostic une gravité extrême, paraît tellement participer de la nature du rhumatisme, prendre à celui-ci sa fugacité extrême, qu'il ne faut jamais désespérer, même lorsqu'on voit, chez un rhumatisant, survenir une pleurésie double et abondante. On peut toujours, au contraire, entrevoir la possibilité d'une guérison *rapide* et *complète.* Par « complète » nous voulons dire que la PLEURÉSIE RHUMATISMALE pourra se terminer sans laisser ces fausses membranes, ces adhérences, ces dépôts d'inflammation chronique qui rendent si longue, si difficile, la guérison définitive de la pleurésie ordinaire et gênent le jeu de la fonction cardio-pulmonaire au point d'entraîner parfois le dépérissement, même la mort.

Ce n'est que dans des cas particuliers — dont nous nous occuperons plus loin en parlant du pronostic — que la pleurésie rhumatismale peut aggraver sérieusement la position du malade.

Comme il est facile de le voir, dans les pages qui précèdent nous ne nous sommes pas contenté de faire connaître l'opinion des principaux auteurs; nous avons pu déjà, tout en parcourant les actes du passé, mentionner, en faveur de la PLEURÉSIE RHUMATISMALE, plusieurs faits cliniques importants trop liés à cette étude historique pour pouvoir en être séparés.

En somme, les anciens croyaient à la pleurésie rhumatismale, mais par instinct, et sans l'avoir étudiée dans ses allures spéciales. Les auteurs modernes et les médecins contemporains nient, à peu près tous, son existence. Ils mentionnent le fait de la fréquence des épanchements pleurétiques dans le rhumatisme ; ils paraissent frappés du caractère fugace que prennent *certaines complications* pleurales ou pulmonaires survenues dans le cours de cette maladie ; mais pour eux, il y a là complication, coïncidence, rien de plus. La *pleurésie du rhumatisme* se produit-elle sous l'influence de causes diverses, de façon à ce qu'on puisse établir diverses catégories pour cette maladie? Chacune de ces catégories entraîne-t-elle des modifications dans les symptômes, la marche, la terminaison de la pleurésie? Rien de tout cela n'est indiqué.

Nous nous sommes efforcé, au début de ce travail, d'introduire un certain ordre dans cette étude en groupant en quatre classes les diverses variétés de *pleurésies du rhumatisme*. Celles des trois premières catégories sont assez bien connues; mais les plus importantes, celles de la quatrième classe, LES PLEURÉSIES RHUMATISMALES, le sont fort peu et leur étude est encore à faire presque complètement. Nous n'avons pas la prétention, dans la dernière partie de notre travail, de combler cette lacune. Nous voulons simplement présenter, sur cette remarquable variété de pleurésie, quelques réflexions et quelques faits cliniques.

IV

De même que le rhumatisme se fixe sur une articulation ou sur un faisceau musculaire, de même qu'il siége parfois sur l'estomac, la vessie ou l'utérus, il peut aussi déterminer sur la plèvre une fluxion *directe* qui sera alors une PLEURÉSIE RHUMATISMALE.

Ce qui caractérise cette maladie c'est surtout la mobilité propre au rhumatisme. La pleurésie ordinaire se développe lentement. Il n'est pas rare même de voir la douleur de côté — premier indice de l'inflammation de la plèvre — se présenter plusieurs jours avant que l'auscultation permette de constater l'existence de l'épanchement. La pleurésie rhumatismale, au contraire, est, le plus souvent, *soudaine dans son apparition*. En quelques heures un épanchement considérable peut se former dans les plèvres, sous l'influence du rhumatisme, de même qu'en un temps aussi court une articulation peut être gonflée de liquide.

La pleurésie rhumatismale est, de plus, *soudaine dans sa disparition*. L'épanchement se résorbe souvent aussi promptement qu'il s'est formé.

Enfin, troisième caractère, manquant souvent, mais étant absolument caractéristique : *l'épanchement oscille d'une plèvre à l'autre.*

Dans la première partie de ce travail, nous avons eu l'occasion d'indiquer déjà ces trois signes. Nous avons signalé tout particulièrement le dernier, remarquable par ce caractère de FUGACITÉ en vertu duquel une plèvre, aujourd'hui gonflée de liquide, sera complètement dégagée demain alors que sa voisine se trouvera envahie.

Ces trois signes constituent le fond de la symptomatologie de la pleurésie rhumatismale. Ils ne se présentent pas toujours ensemble ; mais pour que l'on soit autorisé à déclarer que la pleurésie est rhumatismale, il faut au moins que l'un d'eux ait été bien et dûment constaté.

La *fugacité pleurale* telle est donc la caractéristique spéciale de la pleurésie rhumatismale, de même que la *fugacité articulaire* est le propre du rhumatisme classique des jointures.

Ce signe, qui n'a été indiqué nulle part — croyons-nous — comme caractère pathognomonique de la maladie que nous étudions, pourra paraître, au premier abord, singulier, peut-être même imaginaire. Nous espérons lever tous les doutes en démontrant, en premier lieu, que cette fugacité remarquable n'est nullement en opposition avec ce que nous enseigne la physiologie ; en affirmant, ensuite, au nom de la clinique, qu'elle existe réellement.

Ce qui surprend dans les faits de ce genre, c'est la soudaineté dans la production. Tout est là. Ce point une fois admis, qu'un épanchement peut se produire très-rapidement dans une articulation ou dans une plèvre, il ne sera pas plus difficile de concevoir que la collection de liquide puisse disparaître avec une rapidité égale. Au point de vue physiologique, le fait de sortie n'est pas plus surprenant que le fait d'entrée ; et ils étonnent tous les deux.

La nature semble avoir besoin d'une certaine lenteur pour produire la plupart des lésions organiques. Il faut l'intervention de cette curieuse maladie que l'on appelle le « rhumatisme » pour que l'on puisse voir des épanchements articulaires se former avec une rapidité dépassée uniquement par la soudaineté qui caractérise le processus hémorrhagique. Mais en somme, cette rapidité de formation de l'épanchement articulaire, quelque étonnante qu'elle soit, ne constitue pas — physiologiquement parlant — un fait extraordinaire.

Il en est de même de l'épanchement pleural. Sans doute, le liquide qui se produit dans les articulations atteintes de rhumatisme est dépassé en quantité par l'épanchement des plèvres. Ce fait s'explique sans peine en raison de la grande surface de la séreuse pulmonaire. En analysant les phénomènes intimes de ces formations séreuses, on voit qu'ils sont absolument les mêmes, que la scène se passe sur les plèvres ou dans une articulation. Dès lors, si la physiologie permet d'expliquer que dans une jointure la sérosité puisse rapidement affluer et rapidement disparaître, la même tolérance — dans des proportions plus vastes — aura lieu pour la séreuse pleurale.

Ceci est d'autant plus vrai qu'une grande analogie de tissu existe entre la synoviale des articulations et les grandes membranes séreuses. Sans doute, on n'admet plus de nos jours, comme on le faisait du temps de Bichat, que les synoviales sont des sacs sans ouvertures analogues, par leur disposition, au péritoine ou à la plèvre. On ne croit même plus que ces membranes tapissent tout l'intérieur des cavités articulaires; il n'est pas sûr qu'elles recouvrent les cartilages, et en tout cas, leur existence n'est bien constatée que dans les parties de l'articulation où les os et les tissus fibreux laissent entre eux des intervalles nécessaires à l'accomplissement des mouvements. Mais on reconnaît du moins que leur texture se rapproche singulièrement de celle des grandes séreuses. D'après Richet, le tissu séreux « là où il se présente à l'état le plus « complet, c'est-à-dire dans les feuillets membraneux pariétaux du péritoine, de la plèvre, *des synoviales* etc., » se décompose en trois couches : une superficielle ou épithéliale (c'est la plus interne), une intermédiaire, constituée par du tissu cellulaire et complètement dépourvue de vaisseaux, une externe formée par un réseau très-fin de vaisseaux artériels et veineux. Nous n'avons pas à examiner, pour le moment, la question de savoir comment se fait l'épanchement à la surface des séreuses; si, d'après la théorie française, la contraction, puis la dilatation des vaisseaux, produites sous l'influence d'une perturbation nerveuse, ouvrent la scène; si, d'après la théorie allemande, le premier phénomène est constitué par une modification subie par la couche épithéliale dont les cellules se gonflent et s'hypertrophient, phénomène initial suivi de la prolifération du tissu conjonctif de la couche moyenne et d'une exosmose vasculaire opérée sur la couche externe; si, comme le veut notre confrère et ami M. le professeur Villard (1), les vaisseaux lymphatiques jouent un rôle actif dans la production de ces vastes collections séreuses. Ce que nous tenons surtout à établir c'est, d'une part, que dans les articulations l'afflux de liquide se produit rapidement; de l'autre, que la séreuse pleurale présente la plus grande analogie de tissu avec la synoviale articulaire. La prompte formation du liquide — quel que soit le mécanisme par lequel elle s'effectue — peut, dès lors, se produire aussi bien sur la plèvre que sur les synoviales.

Ce que l'examen des conditions anatomo-physiologiques de ces organes nous permet de croire pour l'exhalation, nous devons également le penser pour l'absorption. Le double fait de la soudaineté d'entrée et de sortie du liquide — même d'un liquide abondant comme celui qui se produit à la surface des plèvres — n'a donc rien qui nous surprenne, rien qui soit en opposition avec les données de l'anatomie ou de la physiologie.

Ce fait est d'ailleurs confirmé indirectement par ce que l'on observe dans certains états morbides, en dehors de toute influence rhumatismale. On peut voir une lésion se produire dans un organe, disparaître rapidement, puis se montrer de nouveau; et cette évolution singulière, ces oscillations d'un

(1) *Étude sur la thoracentèse dans les épanchements séreux.* — Marseille, 1869.

processus morbide bien déterminé peuvent se produire aussi pendant un temps assez long.

Nous nous rappelons avoir donné nos soins, à l'Hôtel-Dieu, (salle Saint-Joseph) à un malade, atteint d'une fièvre intermittente intense, chez lequel chaque accès était accompagné d'une poussée pneumonique très-caractérisée. Le jour où la fièvre survenait, nous trouvions à la base du poumon droit, un souffle tubaire fort et de nombreux râles crépitants. Le lendemain, jour d'apyrexie, ces symptômes, sans disparaître tout à fait, diminuaient considérablement d'intensité; au lieu du souffle tubaire, si marqué la veille, nous entendions une respiration un peu plus soufflante que la respiration normale et les râles étaient à peine perceptibles. Le troisième jour, l'accès se reproduisait et avec lui apparaissaient de nouveau la matité, le souffle tubaire et les râles crépitants. Pendant huit jours, le sujet nous présenta ainsi de nombreuses oscillations pulmonaires parfaitement en rapport avec celles subies par la fièvre. L'état s'amenda sans trop de peine. *A mesure que les accès diminuèrent d'intensité, les poussées pneumoniques devinrent aussi moins fortes*; puis, fièvre et pneumonie disparurent de compagnie. L'amélioration se maintint pendant huit jours. Au bout de ce temps, la fièvre fit une apparition nouvelle, mais cette fois le poumon ne révéla aucun signe de maladie. Sous l'influence des toniques et des préparations arsénicales le malade se rétablit. Au moment où nous quittâmes le service il était en pleine convalescence.

De ce fait, nous pourrions rapprocher l'observation de Grisolle — citée plus haut — dans laquelle ce savant observateur constata que le poumon gauche, chez une dame atteinte de rhumatisme articulaire aigu, fut pris d'hépatisation, puis dégagé, puis repris; et cela un grand nombre de fois. La poussée pneumonique suivait exactement, chez cette dame, les alternatives de l'affection rhumatismale, de même que chez notre malade de l'Hôtel-Dieu, elle marchait de pair avec la fièvre intermittente.

Les faits de cet ordre — quelque rares, quelque étonnants qu'ils puissent être au premier abord — n'ont rien d'extraordinaire. Aucune loi ne s'oppose à ce que le poumon, hépatisé la veille, soit dégagé le lendemain. Sur les plèvres qui constituent une vaste surface d'exhalation et d'absorption, les mêmes phénomènes peuvent se produire. Nous avons donc le droit de soutenir que le *rhumatisme pleural avec épanchement*, rapidement produit et rapidement disparu, ne présente dans son essence, absolument rien d'anti-physiologique.

Mais il y a plus. Le point important c'est de démontrer que cliniquement la *pleurésie rhumatismale* existe. Les quelques faits que nous allons présenter établiront ce point, nous l'espérons, d'une façon non douteuse.

Observation I (1).

Mlle X., âgée de seize ans, fut prise, au mois de juin de l'année 1875, d'une abondante transpiration des pieds avec gonflement et rougeur des téguments. Les extrémités inférieures étaient, en outre, le siége de douleurs très vives. Cet ensemble de symptômes constituait un état très difficilement supporté par la malade. Pour le faire cesser elle prit des bains de pieds, en ayant soin d'ajouter à l'eau de ce bain froid une certaine quantité d'acétate de plomb. Sous l'influence de cette médication astringente la sueur des pieds s'arrêta; mais elle fut remplacée immédiatement par un rhumatisme aigu qui envahit successivement les principales articulations. De plus, une endocardite se manifesta, caractérisée par une douleur très-vive dans la région précordiale, un bruit de souffle au premier temps, une suffocation intense et un grand sentiment d'angoisse. Faciès pâle et altéré; pouls à 130 pulsations.

Peu de jours après cette invasion du rhumatisme, une sueur générale très abondante survint, accompagnée d'une éruption miliaire intense. Puis, peu à peu, éruption, rhumatisme articulaire, endocardite, disparurent, et, quatre semaines après le

(1) Nous devons cette intéressante observation à l'obligeance de notre excellent confrère et ami, M. le Docteur Despine.

début de la maladie, Mlle X... était très-bien; il n'y avait plus de fièvre, ni de douleurs; l'appétit était excellent; le bruit de souffle de la région précordiale avait complètement disparu.

L'amélioration persista pendant quinze jours. Au bout de ce temps la malade fut prise d'un violent frisson auquel succéda une fièvre intense. Le rhumatisme articulaire reparut ; l'endocardite fit aussi une apparition nouvelle ; enfin *une pleurésie se déclara du côté gauche.* Cette crise dura quinze jours. Au bout de ce temps la malade était bien; le rhumatisme avait cessé ; *la pleurésie avait complètement disparu* ; il ne restait que la lésion cardiaque qui persistait cette fois et que caractérisait un bruit de souffle intense au premier temps, se faisant entendre dans toute l'étendue de la poitrine à gauche et retentissant même à droite ; la fièvre était tombée ; la malade avait assez d'appétit, seulement elle restait pâle, anémiée et la suffocation se montrait dès que le sujet se livrait à quelque mouvement fatigant, surtout quand il s'agissait de monter un escalier.

Au bout de quinze jours, nouvelle crise ; douleurs articulaires, douleur précordiale, pouls à 120 pulsations , *nouvel épanchement pleurétique toujours du côté gauche*. Trois jours après, *cet épanchement, qui était assez considérable, diminua subitement ; mais alors il se forma un autre épanchement pleural et cette fois du côté droit.*

L'aconit, la digitale , les boissons nitrées formèrent , avec quelques vésicatoires, la base du traitement. Quinze jours après cette dernière crise la malade entrait définitivement en convalescence. A ce moment, il ne restait plus dans les plèvres le moindre signe d'épanchement ; seulement le bruit de souffle persistait dans la région précordiale, la malade était encore assez pâle et l'oppression se manifestait dans les mouvements d'ascension.

Cette observation est fort remarquable, car elle nous présente les trois signes indiqués précédemment comme caractérisant la pleurésie rhumatismale. *Soudaineté dans l'invasion*, d'abord : en effet, à diverses reprises un épanchement pleural abondant se forme sans symptômes prémonitoires, surtout sans douleur de côté. *Rapidité dans la disparition :* sur les trois pleurésies, deux, au bout de quinze jours, ne se révèlent plus par le moindre signe stéthoscopique; une, en trois jours, cesse complètement. Enfin *passage d'une plèvre à l'autre :* la deuxième pleurésie survenue à gauche disparaît subitement et en même temps une pleurésie nouvelle apparaît du côté droit.

Nous trouvons dans ce fait quelques autres détails assez dignes d'attirer l'attention. D'abord la disparition complète de la première endocardite,— d'une endocardite bien déclarée, avec bruit de souffle au premier temps— ce qui constitue un fait rare. Tous les praticiens savent combien redoutable est l'apparition de l'endocardite dans le cours d'un rhumatisme articulaire aigu, en raison de la persistance de la lésion cardiaque. Chez notre malade, à la suite d'une sueur très abondante et d'une éruption miliaire, le rhumatisme a abandonné les articulations ; le cœur, en même temps, s'est trouvé complètement dégagé. Il a fallu une nouvelle invasion du mal, pour que la lésion reparût et persistât ; ce qui prouve, en outre, que le bruit de souffle constaté chez la malade ne pouvait avoir pour cause cette anémie que quelques auteurs indiquent comme accompagnant si souvent le rhumatisme. Si le souffle avait eu une origine semblable, il n'aurait évidemment pas disparu si vite.

On peut tirer de cette remarque la conclusion que, dans les cas d'endocardite compliquant le rhumatisme articulaire aigu, le pronostic — en vue d'une maladie du cœur devant persister après la cessation du rhumatisme — ne devra pas être, *dans tous les cas*, absolument grave. L'Observation III, citée plus loin, présente en faveur de cette opinion un fait encore plus concluant.

Nous ne pouvons non plus laisser passer sans le signaler le phénomène morbide, qui a ouvert la scène chez notre jeune malade. La suppression de la transpiration des pieds a déterminé l'apparition du rhumatisme, de même que l'on a vu, dans certains cas bien authentiques, cette maladie survenir à la suite d'une suppression des menstrues. Chose remarquable ! C'est une poussée vigoureuse à la peau caractérisée par une transpiration abondante et une éruption miliaire, qui a fait disparaître toutes les manifestations rhumatismales que la cessation d'une première poussée cutanée avait fait naître. Cette éruption miliaire avait-elle par elle-même quelque caractère rhumatismal ? Les fièvres éruptives peuvent-elles participer de la nature du rhumatisme? Pourquoi pas après tout? Bon nombre de manifestations herpétiques ont une origine franchement arthritique. L'*acné rhumatismale* de Bazin peut être présentée comme le type de ces accidents. La relation entre l'arthritisme, l'herpétisme et la gravelle est très évidente; si évidente qu'à l'aspect d'un visage bourgeonné d'une certaine façon, on peut affirmer presque à coup sûr que le sujet a eu des attaques de rhumatisme. Nous connaissons une famille dont les membres, de père en fils, ont des manifestations herpétiques caractérisées par un eczéma peu intense du cuir chevelu et des jambes; ces individus ont des douleurs rhumatismales siégeant surtout sur le système musculaire; les accès de colique néphrétique ne sont pas rares dans cette famille et la présence de l'acide urique, en excès, dans les urines y est chose habituelle.

Evidemment tous ces symptômes se rattachent à la diathèse urique. Nous nous demandons si, de même que les manifestations cutanées herpétiques ont souvent une origine rhumatismale, les lésions de la peau observées dans les fièvres éruptives—telles que l'éruption miliaire constatée chez notre malade — ne peuvent pas avoir, dans certains cas, une semblable origine. S'il en était ainsi, serait expliqué un fait assez étrange; nous voulons parler des rapports singuliers qui existent entre le rhumatisme et la fièvre scarlatine, rapport si évident que Trousseau avait cru pouvoir établir l'existence d'un *rhumatisme scarlatineux*.

Quoiqu'il n'y ait pas une très grande analogie de tissu entre une membrane muqueuse et une membrane séreuse, on peut dire que le rhumatisme va assez volontiers de l'une à l'autre. L'*arthrite* dite *blennorrhagique*, dont on expliquait difficilement autrefois la genèse, n'est, selon toutes les probabilités, que la manifestation *secondaire* d'un rhumatisme, dont le premier effet apparent aura été une fluxion de l'urèthre ou du vagin. Il est certain que toutes les uréthrites et toutes les vaginites n'ont pas une origine suspecte. Chez un sujet prédisposé à l'arthritisme et à l'herpétisme, le coït — même pratiqué en dehors de toute possibilité d'infection — pourra donner lieu à une urétrite en réveillant la disposition rhumatismale. S'il n'en était pas ainsi, comment expliquerait-on le fait de ce monsieur D... dont parlent les *Archives générales de médecine*, qui, au moment où cessa une urétrite intense, fut atteint de troubles gastriques constitués par de l'anorexie, de la soif, des nausées, des coliques, de la diarrhée, puis, (le lendemain de la disparition de ces accidents) d'un rhumatisme fixé sur le genou, l'épaule, le coude du côté droit ? Il est logique d'expliquer, par une influence rhumatismale, l'apparition de ces divers symptômes ; de même qu'il paraît assez naturel de croire que l'éruption miliaire, chez la malade qui fait le sujet de notre Observation I, était le résultat d'une congestion cutanée d'origine rhumatismale.

L'observation qui suit est aussi intéressante que la première. Elle nous offre un exemple remarquable de *bascule entre les deux plèvres*.

Observation II.

Dans le courant de l'année 1873, nous fûmes appelé à donner nos soins à une jeune fille de 16 ans, Marie G.., ayant une bonne santé habituelle, mais d'un tempérament légèrement lymphatique. La menstruation s'était opérée sans troubles notables. Le sujet avait éprouvé, à diverses reprises, quelques douleurs vagues dans les membres et les jointures.

Le 15 septembre, cette jeune fille fut prise, dans la soirée, d'un frisson intense. La fièvre dura toute la nuit, accompagnée d'une forte céphalalgie.

Le lendemain matin nous trouvons la malade dans un état de grande anxiété ; pouls à 130 pulsations, anorexie, soif intense, céphalalgie, transpiration abondante. Dans la journée des douleurs apparaissent dans les genoux et les articulations tibio-tarsiennes.

17 septembre. — Les genoux, les pieds, les coudes sont gonflés et très douloureux ; un peu de diarrhée ; soif vive ; *rien dans la poitrine, battements du cœur normaux et très réguliers.* Chiendent nitré, eau de sedlitz, baume tranquille.

18. — Nuit très-agitée ; pouls à 130 pulsations ; chaleur vive de la peau ; transpiration abondante ; l'épaule gauche commence à se prendre ; rien dans l'épaule droite ; les articulations tibio-fémorales et tibio-tarsiennes sont toujours très douloureuses, très distendues par le liquide ; les coudes sont un peu dégagés.

19. — Pouls à 136 pulsations ; les deux épaules sont très gonflées et très douloureuses ; les coudes sont complètement libres ; les poignets sont envahis, ainsi que les petites articulations de la main ; les genoux et les pieds sont dans le même état qu'hier ; cœur très-libre. Chiendent nitré, teinture de digitale, bouillons.

20. — Aucun soulagement depuis hier ; pouls à 140 pulsations et un peu irrégulier ; douleur dans la région précordiale, accompagnée d'un peu d'oppression ; pas de toux. A l'auscultation, nous trouvons les battements du cœur un peu sourds et irréguliers ; matité étendue dans la région précordiale ; pas de bruit de souffle. Vésicatoire, teinture de digitale, bouillons ; huile de ricin pour demain matin.

21. — Vive anxiété ; matité précordiale considérable ; bruits du cœur très sourds ; pas de bruit de souffle ; l'oppression a augmenté ; les articulations nous paraissent un peu plus libres. Le vésicatoire est pansé avec l'onguent mercuriel.

22. — Bruit de souffle assez rude au premier temps ; pouls à 120 pulsations, irrégulier et intermittent ; les articulations coxo-fémorales, qui étaient restées intactes jusqu'à ce moment, sont prises depuis cette nuit ; les membres supérieurs sont complètement dégagés ; soif vive.

23. — Le bruit de souffle est manifestement plus fort à la pointe qu'à la base ; il est bien au premier temps et très rude ; pouls à 130 pulsations, un peu moins intermittent qu'hier : 20 centigrammes de poudre de scille.

24. — La matité de la région précordiale est toujours étendue ; beaucoup d'oppression ; battements du cœur très sourds ; le bruit de souffle a diminué d'intensité ; pouls à 108 pulsations ; les articulations sont beaucoup moins prises. Quatre mouches de Milan sur la région précordiale, 30 centigrammss de poudre de scille, 45 grammes d'huile de ricin ; bouillons et potages, eau vineuse.

Du 24 au 30 septembre l'état se maintient sans changement notable. Nous constatons seulement que les jointures restent raides et assez douloureuses ; le pouls est tombé à 100 pulsations ; l'appétit se montre un peu ; la matité de la région précordiale diminue, ainsi que l'oppression; mais le bruit de souffle persiste, très rude et très intense.

Le 1er octobre, Marie G.., se sent très fatiguée. Le pouls est remonté à 120 pulsations ; il est régulier. L'oppression se montre avec plus de force que jamais ; le sujet se plaint surtout du côté droit, et, sans avoir de douleur nette sur ce point, elle dit « qu'elle sent venir de là la suffocation ». Nous faisons asseoir la malade, pas sans peine, car depuis hier les articulations coxo-fémorales et tibio-fémorales sont très douloureuses, et nous pratiquons l'auscultation. *Le son est absolument mat dans les deux tiers inférieurs du poumon droit en arrière ; souffle tubaire vers l'épine de l'omoplate, disparition du murmure vésiculaire dans les deux tiers du poumon, égophonie.* En avant la respiration est un peu obscure en bas et vers l'aisselle ; rien à gauche. Large vésicatoire à droite, chiendent nitré, teinture de digitale ; bouillons, eau vineuse.

2. — A peu près même état qu'hier ; seulement le souffle tubaire a disparu.

3. — La malade se sent mieux ; pouls à 110 pulsations ; la respiration se fait un peu entendre à droite et en arrière.

4. — Ce matin, à notre grand étonnement, nous constatons que *le son est devenu tout-à-fait normal en arrière et à droite ; la respiration s'effectue largement sur ce point ; plus d'égophonie ; les vibrations thoraciques se perçoivent nettement.* En même temps nous constatons de la matité *en arrière et à gauche ; la respiration est devenue très-faible de ce côté et il y a une égophonie manifeste.* Au cœur rien de plus qu'auparavant ; bruit de souffle rude au premier temps; la matité de la région précordiale est normale. Vésicatoire à gauche et en arrière.

5. — *Les traces de l'épanchement pleurétique constaté hier du côté gauche ont complètement disparu ;* son normal ; respiration régulière et très-ample ; pas d'oppression. Les articulations sont plus prises qu'hier ; pouls à 108 pulsations.

6. — Auscultant ce matin la malade comme nous le faisons régulièrement depuis quelques jours, nous sommes fort surpris de *retrouver l'épanchement pleurétique, à droite, reproduit à peu près comme il l'était le 1er octobre ; matité étendue ; disparition complète du murmure respiratoire ;* gêne considérable de la respiration ; en même temps les articulations des genoux et des pieds sont très prises ; la malade se meut difficilement ; pouls à 110 pulsations, mais très régulier. Devant la disparition rapide, brusque même des deux premiers épanchements pleurétiques, nous nous décidons à ne pas appliquer de vésicatoire sur le point de la plèvre

nouvellement envahi. Frictions d'huile de croton sur les poignets et les coudes.

7. — Même état qu'hier ; la malade souffre beaucoup des genoux, des pieds et même des poignets qui, depuis la veille, sont douloureux et gonflés.

8. — La nuit a été moins mauvaise ; un peu de souffle tubaire à droite, en arrière vers la partie moyenne du thorax ; les articulations sont un peu moins prises, sauf les poignets.

9. — Les membres inférieurs sont beaucoup plus libres ; pouls à 100 pulsations ; l'appétit reparaît un peu.

Du 9 au 14 octobre, les accidents se calment peu à peu et la malade entre en convalescence. Le 14 octobre, *huit jours après l'apparition du troisième épanchement pleurétique, nous ne trouvons plus traces de ce dernier qui, cependant, avait été considérable.*

Du 15 octobre à la fin du mois, la malade ne présenta plus rien d'intéressant à noter, si ce n'est qu'elle eut une nouvelle poussée rhumatismale, légère cette fois, sur les articulations scapulo-humérales ; il y eut à peine, à ce moment, un peu d'accélération du pouls ; les douleurs durèrent deux jours, puis tout rentra dans l'ordre. A la fin du mois d'octobre, Marie G.. était complètement rétablie ; l'appétit avait reparu ; les forces revenaient ; les mouvements étaient absolument libres ; seulement le bruit de souffle cardiaque persistait.

Nous avons eu l'occasion de revoir très souvent cette malade. L'affection cardiaque n'a pas disparu ; le bruit de souffle existe toujours avec la même rudesse au premier temps et à la pointe. Les palpitations ne sont pas rares et l'essoufflement se présente de temps en temps. A part ces malaises, inévitablement liés à la triste affection occasionnée par le rhumatisme et lui ayant survécu, l'état de cette jeune fille est assez bon. Elle est institutrice et s'acquitte sans trop de peine des devoirs multiples de sa profession.

Nous n'avons pas craint de donner *in-extenso* cette longue observation, parce qu'elle nous paraît tout-à-fait concluante. Comme dans l'Observation I, nous y voyons l'épanchement pleural survenir rapidement et rapidement disparaître. Cet adverbe ne paraîtra pas inopportun, si l'on songe qu'il a suffi de huit jours pour obtenir la résorption *totale* d'un épanchement *considérable*, sans que l'on puisse invoquer pour expliquer ce fait, l'action des dérivatifs qui avaient été employés pour combattre les deux premiers épanchements.

Nous trouvons de plus, établi de la façon la plus nette, ce caractère de *bascule entre les deux plèvres* que nous avons signalé comme étant propre à la pleurésie rhumatismale. Chez Marie G.. la plèvre droite est prise, puis dégagée au bout de trois jours, en même temps que la plèvre gauche est atteinte ; celle-ci dès le lendemain est complètement débarrassée ; mais le jour suivant c'est le tour de la plèvre droite ; cette dernière est envahie par une pleurésie nouvelle plus intense que celle dont elle avait été atteinte la première fois. En somme, dans l'espace de six jours, trois changements *rapides* et *complets*..

L'observation suivante que nous devons à l'obligeance de M. le docteur Gamel, chef-interne à l'hôpital de la Conception, nous présente un fait très-curieux qui s'est passé sous les yeux de ce distingué confrère et de nombreux élèves.

Observation III.

Une jeune femme de 30 ans entre à l'Hôtel-Dieu pour un rhumatisme articulaire aigu généralisé. Au bout de quelques jours les articulations sont brusquement dégagées ; mais en même temps, survient une pleurésie à gauche. *Le lendemain la plèvre gauche ne présente plus aucun signe de l'épanchement constaté la veille ; ce dernier a passé du côté droit. Très-rapidement cette deuxième pleurésie disparaît à son tour ;* mais alors le cœur se prend et offre tous les signes d'une endo-péricardite avec bruit de souffle au premier temps. Cette dernière maladie est bientôt suivie de l'apparition d'une ascite.

Pendant tout le temps que dura cette singulière évolution, les douleurs articulaires avaient disparu. Le médecin dans le service duquel se trouvait la malade, surpris par des changements aussi brusques et tout à fait imprévus, n'avait pas le temps — on peut le dire — de combattre une manifestation morbide ; à peine apparue, celle-ci se dérobait en prenant une autre forme. La nécessité de rappeler l'affection articulaire s'imposait cependant de la façon la plus évidente. De nombreux vésicatoires furent appliqués sur les principales articulations. Le rhumatisme se montra de nouveau ; en même temps l'ascite disparut. *Le cœur se dégagea à son tour*. Bref, au bout d'un mois de séjour à l'hôpital, la malade sortait *complètement guérie*, ne conservant ni dans les articulations, ni dans l'abdomen, ni dans les plèvres, *ni même au cœur*, la moindre trace des lésions dont ces divers organes avaient été le siége.

Nous ne croyons pas que l'on puisse observer un exemple plus remarquable de *fugacité* pathologique. C'est bien un protée aux mille formes que ce rhumatisme qui va ainsi des jointures à la plèvre gauche, de celle-ci à la plèvre droite, de cette dernière au cœur, du cœur au péritoine, pour revenir ensuite aux articulations, puis disparaître. Il ne nous semble pas possible que l'on puisse, après un exemple pareil, nier l'existence du rhumatisme viscéral. L'épanchement péritonéal lui-même, cette manifestation rhumatismale si rare que la plupart des médecins nient son existence, s'est montré dans le fait actuel.

L'observation est d'autant plus remarquable qu'elle nous offre l'ensemble — rare assurément — d'une endo-péricardite ayant complètement et *rapidement* disparu sans laisser la moindre trace de la lésion cardiaque grave observée pendant la maladie.

Le caractère de *bascule entre les deux plèvres*, si net dans les trois observations qui précèdent et surtout dans la deuxième — celle de Marie G., — est un signe absolument pathognomonique de la pleurésie rhumatismale. Il nous permet d'assimiler complètement, dans le rhumatisme, les plèvres aux articulations. Nous voyons, en effet, les deux enveloppes pleurales se prendre, se dégager mutuellement pour se reprendre de nouveau, aussi promptement que peuvent le faire les articulations elles-mêmes. Nous croyons donc avoir le droit de dire qu'elles sont le siége d'un processus absolument identique — au point de vue du genre et de l'espèce — à celui qui se produit sur les jointures.

Après ce caractère, si remarquable mais faisant souvent défaut, se place, comme valeur, *la soudaineté dans l'invasion. La rapidité dans la disparition* a aussi une grande importance ; mais elle ne se montre pas d'une façon aussi régulière que cette dernière. La différence se conçoit. En effet, au moment où la pleurésie se forme, l'individu est sous le coup d'une affection rhumatismale en pleine évolution. L'épanchement se produit alors avec une grande rapidité. Puis le rhumatisme cesse de régner en maître dans l'organisme ; son action diminue d'intensité ; la crise, en un mot, est sur sa fin et la période descendante est franchement entamée. Dans ce cas-là la pleurésie peut persister pendant un temps assez considérable et suivre la marche ordinaire. Il se passe alors du côté de la plèvre ce que l'on observe dans certaines articulations, qui, atteintes primitivement avec une grande intensité par le rhumatisme et déformées par l'épanchement qu'il détermine, conservent longtemps en elles la quantité anormale de liquide produite accidentellement.

Dans les deux cas que nous venons de supposer, le caractère rhumatismal disparaît ; la lésion générique persiste seule ; la pleurésie rhumatismale devient une pleurésie ordinaire, de même que la fluxion articulaire primitive prend quelquefois le caractère d'une hydarthrose ou d'une arthrite.

L'observation suivante nous offre un exemple de ces pleurésies rhumatismales *retardées*.

Observation IV.

Torny Augustin, âgé de 20 ans, né à Bourbon, entre à l'Hôtel-Dieu le 5 juin 1875. Il est atteint de rhumatisme articulaire aigu. L'affection suit son cours normal avec des alternatives diverses de poussée et de rémission. Les principales articulations (épaules, poignets, coudes, genoux) sont successivement atteintes et à plusieurs reprises. Rien ne se manifeste du côté du cœur. La marche de cette maladie est assez lente. Plusieurs fois la convalescence a l'air de vouloir s'établir ; puis, survient une nouvelle poussée aiguë. C'est ce qui arrive, en particulier, le 20 juillet. A cette date, le malade, — sans avoir quitté son lit, sans avoir commis la plus petite imprudence — est repris de fièvre et de gonflement articulaire.

Le 25 juillet, Torny se plaint d'une douleur dans le côté gauche. Une suffocation intense se manifeste. L'auscultation révèle l'existence d'une *pleurésie* à gauche. Le cœur est toujours intact. Deux vésicatoires sont appliqués sur le point malade.

Dix jours après le début de la pleurésie, les signes stéthoscopiques avaient presque complètement disparu, mais à cette date, un épanchement nouveau se formait et, celui-ci, du côté droit. Ce dernier demanda pour disparaître un temps beaucoup plus long que le premier. Les articulations, il est vrai, n'étaient plus à cette époque le siége d'une poussée articulaire aiguë. Elles restaient cependant un peu douloureuses, raides surtout, et ne permettaient pas au malade de se mouvoir facilement. Trois vésicatoires et de nombreuses applications de teinture d'iode furent nécessaires pour déterminer la résorption complète de ce dernier épanchement.

Un mois après le début de la deuxième pleurésie, le malade ne conservait plus qu'un peu d'obscurité vésiculaire en arrière et à droite. Le rhumatisme passait à l'état chronique. Torny ne put quitter l'Hôtel-Dieu que dans le courant du mois d'octobre.

La pleurésie rhumatismale peut donc présenter dans ses allures des différences assez grandes, qui nous paraissent cependant pouvoir être réunies et résumées dans les trois formes suivantes :

1° Bascule entre les deux plèvres ; l'épanchement passant rapidement d'une plèvre à l'autre.

2° Pleurésie bornée à un seul côté, rapidement formée et rapidement disparue.

3° Pleurésie bornée à un seul côté, rapidement formée, mais persistant pendant un temps plus ou moins long.

En somme, le caractère particulier qui domine dans ces trois formes c'est la *rapidité de formation.*

Dans un intéressant article publié dans le numéro de février 1864 du *Montpellier médical*, M. le docteur Falot, publie entre autres observations intéressantes, celle d'une jeune femme de 26 ans qui fut atteinte, en plein rhumatisme articulaire aigu, d'une pleurésie à gauche. L'épanchement fut reconnu le 17 février aux caractères suivants : à gauche et en arrière, résonnance faible depuis la fosse sous-épineuse jusqu'à la base, matité du poumon gauche occupant le quart inférieur en arrière ; *en avant cette matité s'étend à partir de la base du cœur jusqu'à la limite inférieure du poumon ;* égophonie. Trois jours après, le 20 février, il n'y avait presque pas d'égophonie; il ne restait plus qu'un peu de matité à la partie postérieure et inférieure du poumon gauche. Le 23 ces symptômes avaient complètement disparu.

A côté de cette observation, nous en citerons une autre due également à M. Falot ; c'est celle d'un jeune homme, Ernest B..., atteint de rhumatisme articulaire aigu. Ce malade était fort indocile ; malgré les conseils de son médecin, il se faisait souvent changer de lit et cela en dépit de l'intensité des sueurs produites par le rhumatisme. Le 20 février 1863, à la suite d'une de ces imprudentes évolutions, un épanchement pleurétique se produisit. Le malade ne fut rétabli qu'au commencement d'avril.

Le premier fait nous présente un exemple de pleurésie rhumatismale, le second celui d'une pleurésie *a frigore* survenue accidentellement dans le cours d'un rhumatisme articulaire aigu. La première pleurésie guérit complètement en six jours ; la deuxième, malgré la vigueur du traitement employé (vésicatoires, saignées), se prolonge, comme aurait fait une pleurésie simple, pendant plusieurs semaines.

Un jeune soldat, Joseph-Louis Floscer, entre à l'hôpital militaire de Bruxelles pour se faire soigner d'une pleurodynie intense. Elle disparaît au bout de deux jours. Alors survient une pleuro-pneumonie *accompagnée d'une suffocation extrême.* Le cinquième jour cette maladie a complètement disparu. Floscer est alors pris d'une douleur vive dans l'articulation tibio-tarsienne droite ; celle-ci devient chaude et très gonflée. L'arthrite se dissipe en peu de jours ; mais elle est *remplacée* par une violente ophthalmie purulente. Celle-ci clôt la série des accidents morbides chez Floscer. Le sujet quitte l'hôpital complètement guéri.

Un médecin d'une forte constitution, habitant Montpellier,

fut pris, il y a quelques années, d'un rhumatisme articulaire aigu généralisé avec fièvre intense. Au 23e jour de cette maladie les pieds et les genoux étaient libres, mais plusieurs articulations étaient encore fort engorgées et douloureuses à la pression. Le 24e et le 25e jour, les articulations se dégonflent, la fièvre tombe, le rhumatisme paraît vaincu ; mais alors apparaissent du côté du poumon droit, tous les signes d'une pleuro-pneumonie (crachats visqueux et teints de sang, râles crépitants, matité, égophonie). *Le lendemain de l'apparition de ces symptômes, ils ont disparu* ; mais alors le malade ressent de nouvelles douleurs dans les poignets. Ces douleurs s'étendent aux autres articulations. En même temps la fièvre reparaît. Bref, nouvelle poussée rhumatismale qui dure encore neuf jours et se termine par la guérison définitive du sujet (1).

Rapidité dans les allures, sous quelque forme qu'elle se présente, voilà donc ce qui caractérise au premier chef la pleurésie rhumatismale. Or, il est permis de se demander maintenant par quel mécanisme cette pleurésie peut se montrer si rapide dans ses diverses phases.

(1) Dans un article fort intéressant publié dans le numéro du 29 juin 1877 de la *Gazette hebdomadaire de médecine et de chirurgie*, M. le docteur Oulmont, étudiant les effets physiologiques de l'aconit et de ses préparations, cite le fait d'un jeune garçon de 20 ans chez lequel un épanchement pleurétique double très-considérable (surtout à gauche) fut complètement résorbé en vingt-cinq jours. M. Oulmont s'étonne avec raison d'une pareille rapidité dans une maladie qui aurait duré probablement six ou sept semaines et il se demande si c'est à l'alcoolature d'aconit (le malade était arrivé a en prendre jusqu'à 24 grammes par jour !) qu'il faut attribuer cet étonnant résultat. Nous ne nions pas qu'à une pareille dose ce médicament ait pu produire une profonde modification de l'innervation vaso-motrice et, par suite, ait été pour quelque chose dans cette rapide guérison. *Mais le sujet était rhumatisant.* Deux mois avant son entrée à l'hôpital il avait eu une atteinte de rhumatisme. Dès lors la rapidité de la résorption pleurétique observée chez ce jeune garçon nous paraît moins étonnante. Elle eût pu être sans doute bien autrement grande ; mais cependant l'écart entre la durée de la maladie, dans le cas que nous venons de citer, et la durée habituelle d'un épanchement pleurétique *double et considérable* est assez remarquable pour que nous nous demandions si le rhumatisme n'a pas joué son rôle dans cette étonnante disparition.

La théorie allemande permet-elle d'expliquer la rapidité de formation ? Nous ne le croyons pas. Elle ne peut pas davantage rendre compte de la soudaineté avec laquelle se forme l'ascite produite par le froid. La prolifération cellulaire préconisée par Wirchow suppose toujours un certain temps pour que le résultat matériel qu'elle indique soit obtenu. D'après cette théorie, le phénomène initial de la pleurésie consiste dans une génération cellulaire ou, pour mieux dire, dans une sorte d'irritation mystérieuse d'où résulte la prolifération des cellules des couches interne et intermédiaire de la plèvre. Ce n'est que plus tard que se produit l'acte exosmotique qui fait affluer, *sous l'influence de la plèvre irritée*, le liquide emprunté aux vaisseaux de la couche interne et des tissus environnants.

Cette théorie en plusieurs temps ne peut expliquer la production instantanée des épanchements, puisqu'elle repose tout entière sur un acte initial relativement lent, *le développement continu des tissus*. Avec la théorie française, au contraire, la rapidité dont nous parlons s'explique sans peine. Une perturbation profonde opérée dans l'innervation vaso-motrice produit *instantanément* une dilatation dans le calibre des vaisseaux, assez forte pour qu'une abondante pluie de sérosité tombe à la surface des plèvres. C'est par un mécanisme du même ordre que l'on explique la formation rapide de ces ascites *a frigore* dont nous venons de parler, que l'on se rend compte de l'abondante émission d'urine ou de sueur produite à la suite de certains troubles du système nerveux.

La disparition rapide de l'épanchement n'est pas plus difficile à comprendre. La paralysie vaso-motrice cessant, l'exhalation liquide s'arrête ; dès lors l'absorption reprend le premier rôle, et, opérée soit par les capillaires sanguins, soit par les vaisseaux lymphatiques, elle peut être très-prompte.

Nous reconnaissons volontiers que la formation des fausses membranes s'explique beaucoup mieux par la théorie cellulaire que par celle du blastème. Mais quand il s'agit des épanchements séreux, il faut absolument en venir à la théorie française. Leur formation et leur disparition brusques ne peuvent se concevoir sans un acte physiologique initial qui soit lui-même rapide, instantané, qui réside, en un mot, dans le système dont les actes fonctionnels échappent souvent par leur rapidité même à toute analyse, le système nerveux.

Dans l'excellent travail que nous avons déjà signalé, M. le professeur Villard, après un examen très-complet du mécanisme physiologique à l'aide duquel peut se produire la pleurésie, se prononce en dernier ressort pour la théorie de la prolifération cellulaire. Nous croyons, pour notre part, que chacune des deux théories, francaise et allemande, répond à des cas particuliers ; car, ainsi que nous venons de le faire observer, sans la théorie allemande il est très-difficile de se rendre compte de la formation *primitive* des fausses membranes et, par conséquent, d'expliquer la production de la pleurésie sèche. Il faut donc les admettre toutes les deux. Cette fusion avait d'ailleurs été indiquée, sinon adoptée, dans la discussion fort intéressante que souleva en 1868, au sein de la *Société de Médecine de Marseille*, la lecture du travail de M. Villard. En l'indiquant comme nécessaire, nous ne faisons que suivre la voie tracée déjà par quelques uns de nos plus distingués confrères.

Les pleurésies rhumatismales peuvent donner lieu à la formation de fausses membranes. Ce fait est incontestable ; car, ainsi que nous l'avons vu, une pleurésie, au début franchement rhumatismale, peut perdre un peu plus tard ce caractère et donner lieu à la formation des productions diverses (fausses membranes, adhérences, pus, etc.) qui accompagnent souvent la pleurésie simple.

Observation V.

Victoire Combe, âgée de 20 ans, entre à l'Hôtel-Dieu le 9 juillet 1875, pour un rhumatisme articulaire aigu. Un an auparavant, se trouvant à Grenoble, elle avait déjà été atteinte une première fois de cette maladie.

Lors de son entrée à l'hôpital, Victoire présente un gonflement considérable des principales articulations, qui sont, de plus, très-douloureuses. Dans quelques unes d'entre elles, dans les genoux en particulier, l'accumulation de sérosité est considérable. Il y a peu de fièvre, mais la malade est inquiète, agitée ; elle ne dort pas et a complètement perdu l'appétit. Le cœur est intact et la poitrine ne présente rien de particulier.

Sous l'influence de purgatifs légers, de frictions à l'aide d'un liniment chloroformé, de boissons diurétiques, la malade éprouve une amélioration notable. Dix jours après son entrée à l'hôpital, l'appétit et le sommeil ont reparu ; les douleurs sont moindres ; Victoire éprouve seulement de la raideur dans les articulations et, par suite, une grande difficulté à se mouvoir. Quelques bains de vapeur sont prescrits.

A la suite d'un de ces bains, la malade est prise d'oppression, de toux et d'expectoration sanguinolente. A droite, en arrière, au dessous de l'épine de l'omoplate et jusqu'à la base du poumon, on constate de la matité, une diminution notable du murmure vésiculaire et un amoindrissement des vibrations thoraciques. Il n'y a pas de souffle ; mais dans un point très-limité, juste au-dessous de l'épine de l'omoplate, il est facile de percevoir quelques râles sous-crépitants assez fins. La voix retentit en présentant une légère égophonie. Rien à gauche, si ce n'est une respiration supplémentaire. Le cœur continue à être intact.

A partir du moment où les symptômes thoraciques se montrèrent, les articulations devinrent beaucoup plus souples et les mouvements plus aisés. Au bout de sept à huit jours, l'expectoration sanguinolente, l'égophonie et les râles sous-crépitants avaient complètement disparu. La matité persistait ainsi que la gêne dans la respiration (moindre cependant) et la diminution des vibrations thoraciques.

Cet état se maintint pendant quinze jours environ ; puis, sous l'influence de vésicatoires nombreux, il se dissipa. Mais alors survinrent deux phénomènes importants : l'un, général, caractérisé par une reprise rhumatismale bien marquée du côté des articulations et de l'intestin (gonflement et raideur dans les jointures principales qui depuis trois semaines étaient presque complètement dégagées, diarrhée intense et résistant aux remèdes ordinaires) ; l'autre phénomène, tout à fait localisé, et constitué par un *bruit de frottement* très-net dans la partie *inférieure* du poumon droit. Peu à peu la diarrhée cessa ; les articulations, sans se dégager complètement, retrouvèrent la souplesse relative qu'elles avaient depuis l'invasion de la pleuro-pneumonie ; mais le bruit de frottement persista. Deux mois après — Victoire étant retenue à l'hôpital par son rhumatisme passé à l'état chronique — il n'avait pas complètement cessé.

Il est facile de résumer en quelques mots la filiation clinique de ce fait : rhumatisme articulaire aigu, pleuro-pneumonie (avec épanchement peu abondant) développé sous l'influence du rhumatisme, cessation de la pneumonie (élément qui n'occupait d'ailleurs que le deuxième rang dans les lésions thoraciques), résorption de l'épanchement, formation de fausses membranes dont l'existence à la surface de la plèvre se révèle par un bruit de frottement.

Chez Victoire Combe, le caractère rhumatismal de la pleuro-pneumonie est indiqué par l'invasion brusque de la maladie thoracique et par ce fait que la fluxion articulaire a diminué lors de l'invasion de la pleuro-pneumonie pour reprendre avec une nouvelle force au moment de la résorption de l'épanchement.

Cette observation nous offre, en outre, l'exemple d'une pleurésie rhumatismale terminée cependant comme aurait pu le faire une pleurésie ordinaire.

Dans d'autres circonstances, la formation des fausses membranes se produit d'une façon primitive. La pleurésie rhumatismale, au lieu d'être constituée par un épanchement, est, d'emblée, *pleurésie sèche*. Pareille forme est rare. L'observation suivante, entre autres particularités intéressantes, offre un exemple de cette variété.

Observation VI.

Mlle Cél.... O., âgée de 58 ans, a toujours eu une excellente santé. La ménopause s'est effectuée, il y a dix ans, sans aucun trouble. La seule disposition morbide présentée par Mlle O... consiste dans l'apparition, à intervalles éloignés, de douleurs articulaires et musculaires, peu intenses d'ailleurs, assez vagues, et n'ayant jamais nécessité de séjour au lit. L'an dernier, Mlle O.. se plaignit, pendant plusieurs semaines, d'un point douloureux fixe sur la partie latérale et moyenne de la région cervicale droite. La douleur céda à l'application de plusieurs mouches de Milan.

Mlle O... a trois frères et deux sœurs. L'un des frères a eu une sciatique très-intense qui a duré plusieurs mois. Un autre frère a souvent dans les lombes des douleurs assez persistantes. Enfin la plus jeune sœur a éprouvé deux attaques de rhumatisme, dont l'une avec fièvre et envahissement de toutes les articulations. Rien à signaler du côté du père et de la mère.

Mlle O... tombe malade le 3 juin 1877. Pendant quinze jours elle a de la fièvre, de l'anorexie, un peu de tendance à la diarrhée ; soif vive, langue saburrale ; bref, tous les signes d'une affection gastrique de moyenne intensité. Au bout de ce temps ces symptômes se dissipent et la malade est alors prise d'une douleur très-vive dans la masse du deltoïde gauche. Rien dans l'articulation de l'épaule, dont les mouvements ne sont pas douloureux *lorsqu'ils sont passifs,* tandis qu'au contraire tout mouvement exécuté par la malade et demandant l'intervention de cette masse musculaire est devenu impossible. Pouls à 100 pulsations ; pas d'appétit, anxiété générale, constipation.

Cette douleur persiste avec une grande intensité, malgré des frictions diverses et de nombreuses mouches de Milan, jusqu'au 23 mai. A cette date elle semble diminuer un peu ; mais en même temps l'oppression survient. Mlle O... se plaint d'une douleur assez vive dans le côté gauche de la poitrine en arrière ; un peu de toux sèche ; l'auscultation ne révèle rien.

24. — Matité étendue dans la région précordiale, battements du cœur profonds et irréguliers. Vésicatoire.

Les 25, 26 et 27 mai l'*épanchement péricardique* se révèle par des symptômes de plus en plus accusés : matité, irrégularité des pulsations cardiaques, impulsion sourde, gêne très-grande dans la respiration, douleur dans la région précordiale. Révulsifs à la peau et sur le tube intestinal.

28. — La péricardite tend à diminuer d'intensité ; battements plus clairs et moins irréguliers ; *bruit de souffle assez rude au premier temps et à la pointe ;* pouls à 12 pulsations.

30. — Depuis que le cœur est pris l'épaule gauche — toujours douloureuse jusque là — se dégage de plus en plus. Aujourd'hui les mouvements sont complètement rétablis. Rien de nouveau du côté du cœur. Douleur assez vive à droite dans la région hépatique. Le foie a conservé son volume normal, mais il est

un peu douloureux lorsqu'on le comprime vers les fausses côtes. *A droite et en arrière* un peu de matité à la base du poumon ; toux sèche, sans que l'auscultation révèle le moindre signe anormal ; pouls à 116 pulsations mais assez régulier. Les articulations sont libres. Vésicatoire ; digitale.

1er juin. — Diminution du murmure vésiculaire dans le tiers inférieur du poumon *droit en arrière ;* pas de souffle ; toux sèche. La malade se plaint d'une douleur assez vive dans la poitrine, *à gauche et en arrière,* vers la partie moyenne ; cette douleur augmente par la respiration ; cependant l'auscultation pratiquée avec le plus grand soin ne révèle rien sur ce point. Pouls à 90 pulsations. Rien dans les articulations.

2. — Pouls à 96 pulsations. Oppression assez considérable ; souffle tubaire *en arrière et à gauche* dans un espace très-limité ; quelques râles muqueux tout autour du point occupé par le souffle. Vésicatoire, digitale, chiendent, potages.

3. — 100 pulsations. Même état.

4. — *A gauche* le souffle tubaire a disparu ainsi que presque tous les râles muqueux. *Mais la malade se plaint d'une douleur vive à droite et en arrière. Sur ce point nous constatons de la matité et une notable diminution du murmure vésiculaire ; pas d'égophonie, ni de souffle.* Au cœur, les battements sont encore un peu irréguliers et le bruit de souffle persiste à la pointe. Huile de ricin.

5. — Même état Pouls très-intermittent ; rien dans les articulations. Cataplasmes sinapisés sur les genoux et les pieds.

6. — Pouls à 88 pulsations, très-intermittent et très-irrégulier ; peu d'oppression et peu de toux ; plus rien dans le poumon *gauche ; à droite* et en arrière matité, douleur, obscurité du murmure vésiculaire et de plus, *frottement pleural.* Les genoux et les pieds sont légèrement tuméfiés.

7. — Le genou droit est franchement atteint de rhumatisme ; il est tuméfié et très-douloureux. Le genou gauche est pris aussi mais à un degré moindre. Rien dans les pieds. L'auscultation donne les mêmes résultats qu'hier. Le pouls, à 84 pulsations, est plus régulier. Digitale, poudre de scille ; sinapismes sur les principales jointures.

8. — Rien de nouveau dans les articulations, rien au poumon gauche ; *à droite la respiration est plus libre, mais la matité et le frottement persistent. Le bruit de souffle s'entend nettement au cœur.* Friction d'huile de cade sur les jointures.

9. — La journée d'hier n'a pas été très-bonne ; beaucoup d'oppression, fièvre intense, peu d'appétit, diarrhée assez forte ; rien de nouveau du côté de la poitrine. Mouches de Milan sur les chevilles.

10. — Pouls à 96 pulsations et très-irrégulier ; insomnie et vive anxiété ; l'oppression est plus forte qu'hier. Le frottement pleural persiste en arrière et à droite. L'état du cœur a empiré ; ce matin *les bruits sont faibles, la matité précordiale a considérablement augmenté et le bruit du souffle a disparu.* Vésicatoire sur la région précordiale pansé avec l'onguent mercuriel ; frictions d'huile de croton sur les genoux et les poignets.

Du 11 au 13 juin, l'état de la malade ne subit pas de changement sensible.

13. — La malade a éprouvé hier une douleur assez vive dans l'articulation temporo-maxillaire gauche. Vers le soir cette douleur a disparu, mais elle a été remplacée par une autre plus vive, siégeant au niveau de l'articulation coxo-fémorale gauche et descendant en arrière le long de la cuisse du même côté.

Le 14 juin nous constatons une amélioration notable ; le pouls est tombé à 88 pulsations et il est assez régulier ; les battements sont beaucoup plus clairs ; *la matité a diminué d'une façon très-sensible ;* l'oppression a presque complètement disparu ; *le bruit de souffle a reparu, mais il est beaucoup plus doux ;* diarrhée assez forte.

15. — Pouls très-régulier ; respiration libre ; la douleur de la hanche gauche est moins forte ; rien de nouveau dans les articulations ; le frottement pleural est encore sensible en arrière et à droite, mais il est moins fort ; la diarrhée persiste.

A partir de ce jour, la malade entre franchement en convalescence ; l'appétit reparaît ; la diarrhée cesse ; les forces reviennent assez pour que Mlle O... essaie de se lever chaque jour.

Le 21 juin nous ne trouvons plus de bruit de souffle au cœur ; les pulsations cardiaques sont nettes et régulières ; l'auscultation ne révèle plus rien à gauche et elle ne nous permet de constater à droite, qu'un frottement assez doux.

Nous revoyons Mlle O... le 5 juillet. A cette date l'état général est dans des conditions excellentes. *Nous ne trouvons plus rien dans les poumons ou les plèvres, ni à droite ni à gauche.* L'appétit est bien revenu ; les forces augmentent tous les jours. Chose singulière ! L'affection rhumatismale, qui n'avait donné, lorsque la maladie était dans toute son acuité, que des manifestations articulaires peu accusées, a pris plus d'importance depuis que la convalescence s'est franchement établie. A la date du 5 juillet, les coudes, les poignets, les genoux sont raidés, gonflés, douloureux. Les mouvements, quoique difficiles, ne sont pas cependant abolis et Mlle O... peut chaque jour faire quelques tours dans sa chambre.

L'influence du rhumatisme nous paraît des plus évidentes dans le fait de Mlle O... Rhumatisme musculaire d'abord, puis, au moment où il disparaît, péricardite avec épanchement, formation de fausses membranes et bruit de souffle péricardique; quelques jours après, noyau pneumonique *dans le poumon gauche;* la pneumonie disparaît assez vite, mais alors quelques signes stéthoscopiques, déjà constatés les jours précédents *en arrière et à droite*, s'accentuent plus encore, révélant sur ce point la formation d'une pleurésie qui offre tous les caractères de la pleurésie sèche; puis reprise nouvelle du rhumatisme; celui-ci cesse assez vite; alors l'épanchement péricardique, qui était en diminution, reparaît dans des proportions plus considérables et il persiste pendant plusieurs jours avec la même intensité jusqu'au moment où de nouvelles manifestations rhumatismales se produisent sur les jointures; à partir de ce moment l'épanchement commence à disparaître et, huit jours après, la résorption est complète.

Ajoutons que Mlle O... nous a présenté un exemple du fait signalé par Stokes, à savoir que dans les péricardites avec épanchement le bruit de frottement (ou de souffle) disparaît à mesure que la matité fait des progrès et se montre de nouveau lorsque la sonorité reparaît. Le 8 juin le bruit péricardique s'entend nettement; le 10, la matité précordiale a considérablement augmenté et le bruit de souffle a disparu; le 14, diminution de la matité et retour du bruit de souffle.

En somme, Mlle O... nous paraît avoir eu une péricardite, une pneumonie et une pleurésie rhumatismales. La rapidité de formation des lésions cardio-pulmonaires, leurs *oscillations* nombreuses, l'influence — sur ces mêmes lésions — des manifestations qui avaient lieu sur les jointures, nous semblent devoir supprimer tous les doutes.

Il résulte de ce fait intéressant à plusieurs titres que le rhumatisme peut déterminer une *pleurésie sèche*. C'est là toutefois une exception. L'épanchement séreux est la forme habituelle de la pleurésie rhumatismale. Rappelons, à ce propos, que cette maladie peut, après l'absorption du liquide, amener, comme dans l'Observation V, une production de fausses membranes, donnant lieu au même frottement pleural que celui que l'on constate dans la pleurésie primitivement sèche.

Nous ne croyons pas que la terminaison par suppuration soit impossible ; mais elle doit être fort rare, en raison des conditions tout à fait particulières dans lesquelles se produit l'épanchement. *La grande règle c'est la résorption complète et rapide.* Exceptionnellement, la pleurésie rhumatismale, rapidement formée, demande, pour se résoudre, un temps à peu près semblable à celui qui est imposé à la pleurésie ordinaire. Plus exceptionnellement encore, elle détermine des adhérences et produit du frottement pleural. Dans des cas tout à fait rares, elle se termine par suppuration.

On pourrait se demander ici pour quelle raison l'épanchement pleural de nature rhumatismale se résorbe très rapidement, tandis que l'endo-péricardite, de même provenance, demande pour disparaître un temps beaucoup plus long, et même — dans le très grand nombre des cas — laisse après elle des désordres persistants.

Nous ferons remarquer qu'il faut établir une différence entre l'endocardite et la péricardite. Cette dernière, surtout quand elle est séreuse, se forme parfois très vite. Il n'est pas rare non plus de la voir disparaître assez rapidement, sous la seule influence du régime et du repos, ou bien — comme nous en avons cité des exemples, — de constater chez elle des oscillations rapides faisant varier du jour au lendemain la quantité de liquide épanchée, oscillations qui sont elles-mêmes en rapport avec les changements d'allure du rhumatisme. Donc, pour l'épanchement péricardique, les choses se passent à peu près comme pour l'épanchement pleural.

Lorsqu'il y a endocardite, la situation change. Le premier effet de cette maladie est de déterminer sur le tissu si remarquablement délicat de l'endocarde des lésions matérielles qui modifient cette séreuse et les tissus sous-jacents. Ces lésions ne sont pas soumises aux lois de l'absorption des collections liquides et ne peuvent, par conséquent, obéir à l'impulsion rapide imprimée à ces dernières. La lésion endocardique — *primitivement rhumatismale* — rentre plus tard dans la catégorie des lésions inflammatoires ordinaires ; dès lors, elle peut faire subir au tissu, sur lequel elle est fixée, des modifications profondes. Il se passe, dans ce cas-là, quelque chose d'analogue à ce que nous avons remarqué dans ces pleurésies rhumatismales qui, nées très rapidement, donnent lieu — lorsque la cause « rhumatisme » n'exerce plus son action sur l'économie — à des adhérences, des brides, c'est-à-dire à des lésions persistantes. L'analogie nous paraît d'autant plus réelle que lorsque le rhumatisme a une courte durée, on peut voir les lésions de l'endocarde disparaître complètement. Nous en avons cité deux exemples.

La persistance dans les lésions cardiaques n'est donc à redouter, le plus souvent, que lorsque la péricardite est compliquée d'une inflammation de l'endocarde ; et, même dans ce cas là, la possibilité de la disparition complète de ces lésions est un fait reconnu.

Chez un certain nombre de rhumatisants, la pleurésie existe et souvent on ne la soupçonne pas. Ce fait résulte surtout de la difficulté de faire mouvoir le malade. Beaucoup de médecins négligent de pratiquer l'auscultation des poumons chez les sujets atteints de rhumatisme articulaire aigu. Cette précaution leur paraît superflue lorsque le malade ne tousse pas et ils reculent alors devant les souffrances qu'un changement complet de position devra entraîner forcément pour le malade. C'est là un tort; car la pleurésie rhumatismale a souvent une marche insidieuse et elle peut ne se révéler ni par la douleur, ni par l'oppression, ni même par la toux. Rostan avait attiré l'attention sur ces *pleurésies latentes* qu'aucun symptôme n'indique et que le médecin, cependant, est inexcusable de ne pas découvrir. Nous croyons, avec Chomel, que le praticien doit s'imposer la règle absolue d'ausculter, au moins tous les deux jours, tous les rhumatisants, même ceux qui ne présentent aucun symptôme du côté du cœur ni des poumons.

L'auscultation devra être pratiquée pour les poumons autant que pour le cœur et en arrière aussi bien qu'en avant.

Cette règle, qu'il nous paraît nécessaire d'établir dans tous les cas de rhumatisme articulaire aigu, devient d'une indispensable rigueur lorsque l'oppression se montre. On est souvent porté à mettre cette dernière sur le compte de l'accélération des mouvements respiratoires produite elle-même par la fièvre. D'un autre côté, si une endo-péricardite a été reconnue, il semble naturel que l'oppression ait cette maladie pour cause unique. On ne se préoccupe d'une augmentation de dyspnée qu'au point de vue du pronostic et l'on oublie souvent que cette recrudescence de malaise peut être produite par l'invasion d'une maladie nouvelle. Rien ne passera inaperçu si le médecin applique régulièrement l'oreille sur la poitrine des rhumatisants.

Les *pleurésies latentes* d'origine rhumatismale nous paraissent d'autant plus dangereuses que le rhumatisme entraîne quelquefois la mort subite, même lorsqu'aucune complication n'existe du côté du cœur. Il n'est pas rare, d'autre part, de voir la mort survenir brusquement dans les épanchements pleurétiques simples, surtout ceux qui existent du côté gauche. En rapprochant ces deux faits, nous nous demandons si les cas — rares, il est vrai — de mort subite observés dans le rhumatisme articulaire aigu n'ont pas pour cause une de ces pleurésies latentes.

Nous n'ignorons pas qu'Aran avait donné une explication très-plausible de la mort subite survenue dans le rhumatisme. Cet observateur distingué avait été frappé de la rapidité avec laquelle se formaient les fluxions viscérales sous l'influence de l'affection articulaire. Lorsqu'un rhumatisant mourait de mort subite sans que l'autopsie donnât l'explication du fait, Aran pensait que le malade avait succombé à une congestion pulmonaire arrivée d'emblée à son maximum d'intensité. Dans une lésion de cet ordre, il est impossible, en effet, de mesurer, par les caractères anatomiques constatés après la mort, le degré véritable auquel la congestion avait été portée pendant la vie.

Sans nier, dans des cas semblables, l'intervention de la congestion pulmonaire, il nous paraît impossible de ne pas tenir compte des cas de pleurésie latente observés par Rostan et d'autres cliniciens, et nous croyons que la mort subite, chez le rhumatisant, peut — dans certains cas — être logiquement attribuée à cette maladie.

Une question se présente ici tout naturellement. Peut-il se faire qu'une pleurésie rhumatismale existe en dehors de tout signe d'affection *articulaire* ? Nous n'hésitons pas à répondre affirmativement. Nous avons vu dans notre Observations VI, qu'une pleurésie de cette nature pouvait succéder directement à un rhumatisme *musculaire*. Mais, même en dehors d'une manifestation semblable, nous croyons que la diathèse rhumatismale peut se porter sur les plèvres sans atteindre les *articulations* ni les *muscles*. Seulement le diagnostic, dans ces cas là, devra être très-réservé. On ne pourra être autorisé à l'établir dans le sens que nous indiquons que lorsque les antécédents du sujet ou de ses parents révèleront la trace du rhumatisme. Le caractère de *mobilité* de l'affection mettra aussi sur la voie. Pour notre part, nous croyons qu'en dehors de toute manifestation rhumatismale existant au moment même, on ne devra poser le diagnostic « pleurésie rhumatismale » que dans les deux circonstances sus-désignées *qui devront se trouver réunies* : antécédents rhumatismaux bien établis, rapidité d'invasion ou de disparition de l'épanchement pleurétique.

Trousseau n'hésitait pas à poser un diagnostic semblable en se basant uniquement sur la rapidité extrême constatée dans la marche de la maladie. C'est ce qu'il fit notamment chez un homme reçu à l'Hôtel-Dieu, (salle Saint-Agnès, n° 20) pour un violent point de côté et chez lequel un bruit de frottement caractéristique avait été reconnu. Il y avait un peu de fièvre. Le malade fut saigné. *Le lendemain il était complètement guéri et l'on ne constatait plus rien dans les plèvres.* Dans ce cas là, en dehors de tout antécédent arthritique, Trousseau diagnostiqua une pleurésie rhumatismale, se basant sur ce fait que si le malade eût eu une pleurésie ordinaire, l'inflammation n'eût pas cédé aussi rapidement.

Chez un autre sujet reçu également à la clinique de l'Hôtel-Dieu, le fait était plus évident. Il s'agissait d'une marchande de la halle, âgée de 40 ans, qui, à diverses époques, avait été clouée sur son lit par des douleurs rhumatismales. Reçue le 13 mai à l'hôpital, on constata chez elle — en dehors de toute manifestation rhumatismale existant à ce moment — une congestion pulmonaire double et une pleurésie avec épanchement du côté droit. *En deux jours la fièvre, la douleur de côté et tous les signes de l'épanchement disparurent.* Ici nous trouvons réunis les deux caractères que nous avons indiqués : antécédents rhumatismaux, formation et disparition rapides de l'épanchement.

Il semble donc que la pleurésie rhumatismale puisse exister par elle-même et en dehors de toute manifestation arthritique constatée au moment même.

Les détails dans lesquels nous sommes entré nous dispensent d'insister sur le *diagnostic* de la pleurésie rhumatismale. Il suffit de songer à cette maladie pour la découvrir. On ne la confondra pas avec les autres pleurésies pouvant survenir dans le rhumatisme (pleurésies de voisinage, pleurésies *a frigore*, pleurésies métastatiques). Ainsi que nous l'avons vu en étudiant ces diverses maladies, l'observation attentive des troubles morbides antérieurs à l'invasion pleurétique et des circonstances au milieu desquelles cette invasion s'est produite, permettront le plus souvent d'éviter toute erreur.

Le *pronostic* de la pleurésie rhumatismale est grave en ce sens que toute manifestation du rhumatisme — et surtout du rhumatisme viscéral — peut avoir les conséquences les plus funestes. De même que la fluxion articulaire s'est déplacée pour sauter sur les plèvres, elle pourra aussi abandonner ces dernières pour envahir les méninges ; et l'on sait combien rares sont les cas de guérison dans le rhumatisme cérébral.

Le fait seul qu'un individu est atteint de pleurésie rhumatismale indique la disposition du sujet aux manifestations viscérales de l'affection articulaire et constitue, par conséquent, un état grave.

Mais, ce premier point établi, si l'on ne considère que le processus générique, si l'on reste sur le terrain de la lésion « pleurésie », le pronostic de la maladie dont nous nous occupons devra être assurément moins grave que celui de la pleurésie simple; à moins toutefois que l'épanchement pleural ne se forme chez un rhumatisant malade depuis longtemps, épuisé par de longues souffrances, anémié et ayant grand besoin qu'aucun obstacle ne soit apporté à l'hématose. De même, si une lésion cardiaque grave s'est établie, la pleurésie rhumatismale, en apportant une gêne nouvelle à la fonction cardio-pulmonaire, devra aggraver singulièrement le pronostic. Mais, en dehors de ces circonstances un peu particulières, nous croyons que le médecin devra moins redouter l'apparition d'une pleurésie de nature rhumatismale, dans le cours d'un rhumatisme articulaire aigu simple, que celle d'une pleurésie ordinaire survenant chez un individu non atteint de rhumatisme. Cette dernière, lente à disparaître, disposée á déterminer des lésions incurables, exposée souvent à la terminaison par suppuration, ne peut être comparée à la PLEURÉSIE RHUMATISMALE, que nous avons vue, si leste dans ses évolutions, prompte à se montrer, prompte à disparaître et peu portée — en raison même de la rapidité de ses allures — à déterminer les accidents *locaux* qui accompagnent trop souvent la pleurésie simple.

Cette *rapidité* est telle que le traitement est souvent tout à fait secondaire. Dans la plupart des cas, en dehors de tout dérivatif cutané, la pleurésie disparaît comme elle est venue. Nous ne voulons pas dire par là qu'il faille s'abstenir de toute médication révulsive. Le fait que la pleurésie rhumatismale peut, — dans quelques cas rares, il est vrai, — avoir la même terminaison que la pleurésie simple, suffit pour prouver l'insuffisance de la médecine purement expectante.

Aussi, conseillerons-nous l'emploi des vésicatoires. Nous ne ferons une exception à cette règle que dans le cas où la *bascule entre les deux plèvres* sera bien établie. Il est évident que si l'épanchement change plusieurs fois de côté, l'emploi des vésicatoires perd toute son utilité. Ils ne constitueraient alors qu'un malaise de plus pour le sujet. Mais, en dehors de ce cas, nous croyons qu'il faut exercer une dérivation sur l'enveloppe cutanée. Seulement les vésicatoires devront être employés avec une certaine modération et *pas dès le début*; car il ne faut pas oublier que les déplacements brusques sont à redouter. *Le mieux est l'ennemi du bien.* C'est ici le cas ou jamais de se souvenir de ce précepte. La révulsion cutanée ne devra, croyons-nous, être employée que dans les cas où il sera bien prouvé que la nature n'amène pas la disparition rapide de l'épanchement.

En un mot, il faudra se comporter vis-à-vis de la fluxion pleurale comme on le fait pour la fluxion articulaire. Or, il est prouvé que si l'on traite les articulations (atteintes de rhumatisme *aigu)* par l'eau froide, par les badigeons de collodion (d'après les préceptes de Robert Latour), par des émissions sanguines considérables, par l'électricité (comme le voulait le docteur Verhaeghe, de Bruges), etc., on peut amener assez vite la disparition de la fluxion articulaire, mais parfois au détriment d'organes plus importants qui, libres jusqu'à ce moment, sont pris à leur tour. Sandras avait signalé ce fait, tellement connu de tous les praticiens, qu'il est banal de le rappeler. Nous ne le signalons que pour être plus autorisé encore à dire *qu'il ne faut pas attaquer vigoureusement* ET D'EMBLÉE *la fluxion pleurale* de peur d'occasionner des déplacements qui pourraient avoir les conséquences les plus graves. Tandis qu'au contraire les applications irritantes sur les jointures (frictions d'huile de cade, d'huile de croton, d'essence de térébenthine, sinapismes, vésicatoires même), ayant pour but de dégager la plèvre en rappelant le rhumatisme sur les articulations, constituent un moyen que le médecin ne devra jamais négliger.

Nous ne pouvons terminer cette étude sans dire un mot de

la méthode générale de traitement, par la thoracenthèse, de tous les épanchements pleurétiques, méthode préconisée, à Paris, par MM. Blachez, Millard, Ferréol et, à Marseille, par notre collègue, M. Villard. Excellente dans les cas ordinaires, en réduisant d'une façon considérable le temps nécessaire pour obtenir la résorption complète de l'épanchement, cette méthode ne nous paraît pas indiquée dans les cas de pleurésie rhumatismale. Nous croyons qu'un moyen mécanique pouvant faire brusquement disparaître l'épanchement serait dangereux, presque au même titre que les révulsifs puissants.

Ainsi donc, au début *expectation locale* et dérivation sur les jointures ; au bout de quelques jours, si l'épanchement n'a pas disparu, vésicatoires sur les points occupés par lui, telle nous paraît être la meilleure méthode de traitement de la PLEURÉSIE RHUMATISMALE.

En résumé :

L'affection articulaire peut atteindre *directement* les organes internes ; elle constitue alors le *rhumatisme viscéral.*

Cependant on ne peut considérer comme manifestations vraies du rhumatisme toutes les affections organiques survenues dans le cours de cette maladie ; car parmi elles les unes peuvent être purement accidentelles, les autres produites par une simple *métastase* rhumatismale.

Parmi les affections organiques qui méritent le nom de *rhumatisme viscéral*, la pneumonie et la pleurésie sont fréquentes, tandis que la péritonite ne se montre que très exceptionnellement.

La pleurésie du rhumatisme se présente sous quatre formes différentes :

1° *Pleurésie de voisinage ;*
2° *Pleurésie a frigore ;*
3° *Pleurésie métastatique ;*
4° PLEURÉSIE RHUMATISMALE.

La pleurésie de voisinage résulte, soit de l'extension à la plèvre de l'inflammation du péricarde, soit des troubles profonds que cette inflammation apporte dans l'exercice des fonctions cardio-pulmonaires.

La pleurésie *a frigore*, comparable en tout à la pleurésie simple, survient d'autant plus facilement chez le rhumatisant que celui-ci est disposé, en raison des sueurs auxquelles il est soumis, à subir facilement l'influence du froid ; il est de plus peu apte à réagir contre cette influence en raison de l'*anémie* passagère dans laquelle le rhumatisme l'a jeté.

La pleurésie métastatique coïncide avec la disparition *définitive* de l'affection articulaire. Sa marche est absolument celle de la pleurésie simple.

La PLEURÉSIE RHUMATISMALE est la seule que l'on puisse considérer comme une vraie manifestation du rhumatisme.

Au point de vue de la physiologie pathologique, la fluxion pleurale, produite dans cette dernière maladie, peut être entièrement comparée à la fluxion articulaire.

Au point de vue symptomatologique, la PLEURÉSIE RHUMATISMALE a des allures spéciales qui la distinguent des trois premières variétés de *pleurésies du rhumatisme* et qui rappellent tout à fait, par leur rapidité fugace, celles de la fluxion articulaire produite par le rhumatisme.

Sous le rapport de la marche, la PLEURÉSIE RHUMATISMALE obéit à l'un des trois types suivants :

1° Pleurésie passant rapidement d'une plèvre à l'autre comme si la maladie était soumise à un véritable mouvement de bascule ;

2° Pleurésie n'occupant que l'une des plèvres, mais brusquement survenue et non moins brusquement disparue ;

3° Pleurésie rapidement venue mais disparaissant lentement.

Il peut se faire, mais exceptionnellement, que la PLEURÉSIE RHUMATISMALE présente dès le début les caractères de la pleurésie sèche.

Dans le cas où la PLEURÉSIE RHUMATISMALE est lente à disparaître, elle peut, comme la pleurésie simple, former des fausses membranes, des brides, des adhérences, etc.

La PLEURÉSIE RHUMATISMALE peut coïncider avec un simple rhumatisme musculaire. Elle peut même exister en dehors de toute manifestation rhumatismale (articulaire ou musculaire) constatée au moment de la pleurésie. Dans ce dernier cas ce sont les antécédents du sujet et la marche de la maladie qui permettent d'établir le diagnostic.

Dans la plupart des cas, la PLEURÉSIE RHUMATISMALE guérit d'elle-même et très rapidement. Les révulsifs cutanés devront être employés avec précaution en raison de la nature essentiellement mobile de cette maladie.

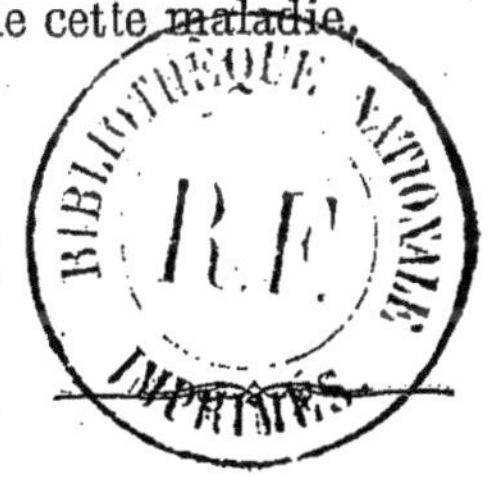

LIBRAIRIE J.-B. BAILLIÈRE ET FILS.

BOUILLAUD (J.) — **Traité clinique du rhumatisme articulaire**, et de la loi de coïncidence des inflammations du cœur avec cette maladie. 1840, in-8..F. 7.50

COSTE (Maurice). — **De la myocardite puerpérale** comme cause la plus fréquente de morts subites après l'accouchement. 1876, in-8 de 74 pages. F. 1.50

FERRAND (A.) — **Traité de thérapeutique médicale**, ou Guide pour l'application des principaux modes de médication, à l'indication thérapeutique et au traitement des maladies. 1875, 1 vol. in-18 jésus de 800 pages. Cartonné..F. 8

FIOUPE. — **Lymphatiques utérins**, et parallèle entre la lymphangite et la phlébite utérines (suites de couches). 1876, in-8°, 82 pages avec tracés graphiques..F. 2.50

GALLOIS. — **Formulaire de l'Union médicale. Douze cents formules** favorites des médecins français et étrangers, par le docteur N. GALLOIS, lauréat de l'Institut. *Deuxième édit.*, 1877, 1 vol. in-32 de XXI-533 pages. F. 3

JEANNEL (J.) — **Formulaire officinal et magistral international**, comprenant environ quatre mille formules tirées des pharmacopées légales de la France et de l'étranger ou empruntées à la pratique des thérapeutistes et des pharmacologistes, avec les indications thérapeutiques, les doses de substances simples et composées, le mode d'administration, l'emploi des médicaments nouveaux, etc., suivi d'un Mémorial thérapeutique. *Deuxième édition*, 1877, in-18, XXXVI-966 pages. Cartonné........................F. 6

LEPINE (R.) — **De l'hémiplégie pneumonique**, par R. LEPINE, professeur à la Faculté de médecine de Lyon. 1870, in-8, 39 pages............F. 1.25

— **De la pneumonie caséeuse.** 1872, in-8, 142 pages........................F. 3

LEUDET. — **Clinique médicale** de l'Hôtel-Dieu de Rouen. 1874, 1 vol. in-8 de 650 pages..F. 8

LUTON. — **Traité des injections sous-cutanées** à effet local, méthode de traitement applicable aux névralgies, aux points douloureux, aux goîtres, aux tumeurs, etc. 1875, 1 vol. in-8 de VIII-380 pages, avec figures.......F. 6

LORAIN (P.) — **Études de médecine clinique. La Température** dans les maladies. Paris, 1877, 2 vol. gr. in-8, avec figures..........................F. 30

PELLETAN. — **Mémoire statistique sur la pleuropneumonie aiguë.** 1840, in-4 (5 fr.)..F. 1

PEYROT. — **Étude expérimentale et clinique sur le thorax des pleurétiques et sur la pleurotomie.** 1876, in-8 de 153 pages..................F. 3

RACLE. — **Traité de diagnostic médical.** Guide clinique pour l'étude des signes caractéristique des maladies, contenant un Précis des procédés physiques et chimiques d'exploration clinique, par V.-A. RACLE, médecin des hôpitaux, professeur agrégé à la Faculté de médecine de Paris. *Sixième édition*, présentant l'Exposé des travaux les plus récents, par Ch. FERNET et I. STRAUS, médecins des hôpitaux de Paris. Paris, 1878, 1 vol. in-18 jésus de 800 pages avec 100 figures..F. 8

TERRILLON. — **De l'expectoration albumineuse après la thoracentèse.** 1873, in-8 de 86 pages..F. 2

TROUSSEAU. — **Clinique médicale de l'Hôtel-Dieu de Paris.** *Cinquième édition*, 1877, 3 vol. in-8 de chacun 800 pag., avec un portr. de l'auteur. F. 32

VALLEIX. — **Guide du médecin praticien**, ou Résumé général de pathologie interne et de thérapeutique appliquées. *Cinquième édition*, par P. LORAIN. 1866, 5 vol. grand in-8 de chacun 800 pages avec figures.....F. 50

Marseille. Typ. et Lith. Barlatier-Feissat Père et Fils

www.ingramcontent.com/pod-product-compliance
Ingram Content Group UK Ltd.
Pitfield, Milton Keynes, MK11 3LW, UK
UKHW020351180726
13839UKWH00003B/1028